反盗版声明

老年人能力评估师国家职业技能等级认定考试指导手册（三级）

主　编　李文英
副主编　牛云陛　马鸿儒
主　审　赵康建　马志忠　韩　立

天津大学出版社
TIANJIN UNIVERSITY PRESS

内容简介

本书共分五章,全面系统地介绍了老年人能力评估师、老年人能力评估师职业技能等级认定、老年人能力评估师理论知识考试复习指导、老年人能力评估师技能操作复习指导、老年人能力评估师职业技能等级认定备考事项等相关内容。

本书可作为老年人能力评估师国家职业技能等级认定考试的培训教材,也可供相关专业人员和社会各界人士学习参考。

希望本书的出版能够为提高老年人能力评估师的职业素质和业务能力、推动我国养老服务事业的发展做出贡献。

图书在版编目（CIP）数据

老年人能力评估师国家职业技能等级认定考试指导手册 : 三级 / 李文英主编 ; 牛云陞, 马鸿儒副主编. 天津 : 天津大学出版社, 2024. 10. -- ISBN 978-7-5618-7832-3

Ⅰ. R161.7

中国国家版本馆CIP数据核字第2024FT8793号

老年人能力评估师国家职业技能等级认定考试指导手册（三级）
LAONIANREN NENGLI PINGGUSHI GUOJIA ZHIYE JINENG DENGJI RENDING KAOSHI ZHIDAO SHOUCE（SAN JI）

出版发行　天津大学出版社
地　　址　天津市卫津路92号天津大学内（邮编：300072）
电　　话　发行部：022-27403647
网　　址　www.tjupress.com.cn
印　　刷　天津泰宇印务有限公司
经　　销　全国各地新华书店
开　　本　787mm×1092mm　1/16
印　　张　17
字　　数　300千
版　　次　2024年10月第1版
印　　次　2024年10月第1次
定　　价　88.00元

本书编审指导委员会

主　　任　田惠光

副 主 任　纪明章　李淑静

专家顾问　耿　伟　田红玫　刘玉华

　　　　　张　勇　付　健　吴镇玺

主　　审　赵康建　马志忠　韩　立

本书编写委员会

主　　编　李文英

副 主 编　牛云陛　马鸿儒

编　　委　周志国　李存荣　孙兆元

　　　　　万　钢　刘仲栋　康　健

　　　　　任晓芳　张志强　宁　同

　　　　　张　萱　王振宇　毛羿菲

序

在人口老龄化日益严峻的当下，老年人能力评估师这一职业应运而生，肩负着保障老年人生活质量、优化养老服务资源配置的重要使命。每一名老年能力评估师都肩负着神圣的使命：通过专业的技能与细致的观察，为长者绘制一幅真实而温暖的肖像，帮助他们获得应有的支持与关怀。《老年人能力评估师国家职业技能等级认定考式指导手册（三级）》的编写与出版，无疑是养老服务领域的一项重要成果。

老年人能力评估是一项复杂而细致的工作，它不仅关系到每位老年人的切身利益，也影响着整个社会养老服务体系的科学性和有效性。准确评估老年人的身体状况、精神状态和生活能力，能够为他们提供个性化、精准化的服务，让老年人在晚年生活中享受到应有的关爱和尊重。

本手册旨在为那些致力于此项崇高职业的人员提供一套全面而系统的实操指南。在这里，我们将一同探索评估的每个细节，从基础的理论知识到实际操作的每个步骤，从评估工具的选择到评估结果的解读，每一步都凝聚着对长者深深的敬意与关怀。然而，要成为一名合格的老年人能力评估师并非易事，需要具备扎实的专业知识、丰富的实践经验、敏锐的观察力和高度的责任心。本手册可以帮助有志于这一职业的人员，系统地掌握评估技能，明确考评标准，从而提高评估工作的质量和水平。

我们深知，每一位长者都是独一无二的，他们的故事、他们的需求、他们的梦想，都值得我们用心去聆听和理解。因此，本书不仅仅是一本技术手册，更是一本关于人性、关于尊重、关于爱的指南。我们希望通过这本手册，帮助每一位评估师在实践中不断提升自己的专业能力，更好地服务于长者，让他们在晚年生活中感受到社会的温暖与支持。

本手册充分考虑了行业发展的需求和实际工作的特点，力求内容全面、准确、实用。手册不仅涵盖了老年人能力评估的基本理论和方法，还详细介绍了考评的流程、标准和注意事项。同时，结合了大量的实际案例和操作经验，让读者更加直观地理解和掌握评估的要点和技巧。我们希望这本手册能够成为老年人能力评估师成长道路上的良师益友，为培养更多高素质的专业人才，推动养老服务行业的规范化、专业化发展发挥积极的作用。也期待广大老年人能力评估师以本手册为指导，秉持关爱之心，以专业之能，为老年人的幸福晚年保驾护航。

相信在社会各界的共同努力下，我们一定能够构建一个更加温馨、和谐、美好的老年生活环境，让每一位老年人都能安享幸福的晚年时光。在此，我们诚挚地邀请您，亲爱的读者，与我们一同踏上这段充满挑战与收获的旅程。让我们携手前行，用我们的专业与爱心，为老年人的幸福晚年贡献一份力量。

谨以此序，献给所有致力于老年人能力评估事业的同人，愿我们的努力能够为这个世界带来更多的温暖与光明。

天津市民政局党组书记、局长 朱峰

前 言

习近平总书记在党的二十大报告中说:“发展是党执政兴国的第一要务。没有坚实的物质技术基础,就不可能全面建成社会主义现代化强国。”

随着我国社会老龄化进程的加速,老年人的健康和生活质量问题日益受到关注。为了满足老年人多样化的需求,提高养老服务的质量和水平,老年人能力评估师这一职业应运而生。

老年人能力评估师是指为有需求的老年人提供日常生活活动能力、认知能力、精神状态等健康状况测量与评估的专业人员。他们的工作对于科学确定老年人的服务需求、合理分配养老资源、提高养老服务的针对性和有效性具有重要意义。

为了规范老年人能力评估师国家职业技能等级认定考试的培训考评工作,提高评估师的专业素质和业务能力,我们编写了这本指导手册。本书依据国家相关职业标准和规范,结合实际工作经验,系统介绍了老年人能力评估的基本知识、评估方法和技巧、评估标准和流程等内容。

本书具有以下特点。

一是内容全面。手册涵盖了老年人能力评估的各个方面,包括评估的目的、意义、原则、方法、工具、流程等,为评估师提供了全面的理论指导和实践参考。

二是实用性强。手册注重实际操作和应用,通过案例分析、模拟评估等方式,帮助评估师掌握评估的方法和技巧,提高评估的准确性和可靠性。

三是权威性高。手册编写人员均为长期从事老年人能力评估工作的专家和学者,他们具有丰富的理论知识和实践经验,保证了手册的权威性和专业性。

本书共分五章,全面系统地介绍了老年人能力评估师、老年人能力评估师职业技能等级认定、老年人能力评估师理论知识考试复习指导、老年人能力评估师技能操作复习指导、老年人能力评估师职业技能等级认定备考事项等相关内容。

本书第一章的第一节、第二节、第四节，第二章的第一节、第二节、第三节，第三章的第一节、第二节，第四章的第一节、第二节，第五章的第一节、第二节，均由牛云陞编写；第一章的第三节由李文英、孙兆元、李存荣、万钢、任晓芳、宁同、杨为岫、张萱、毛羿菲编写；第三章的第三节、第四节、第五节、第六节由牛云陞、李文英、马鸿儒、张志强、宁同编写；第四章的第三节由周志国、刘玉华、万钢、孙兆元、李存荣、刘仲栋、任晓芳、康健、张萱编写。本书中的视频编辑与制作由王振宇完成。牛云陞教授承担了全书的统稿工作。主审工作由赵康建、马志忠、韩立三位专家负责。同时，本书在编写过程中得到了天津市民泰老年人能力评估中心的大力支持和帮助，在此一并表示深切的感谢。

本书可作为老年人能力评估师国家职业技能等级认定考试的培训教材，也可供相关专业人员和社会各界人士学习参考。

希望本书的出版能够为提高老年人能力评估师的职业素质和业务能力、推动我国养老服务事业的发展做出贡献。

由于时间仓促，本书中难免存在不足之处，欢迎广大读者提出宝贵意见和建议，以便我们进一步修订完善。

天津市企业青年人才创新发展协会

2024 年 9 月

目　录

第一章

老年人能力评估师概述

第一节 老年人能力评估师基本情况

一、职业定义、工作任务、工作内容及培训对象

1. 职业定义及综述

老年人能力评估师是为有需求的老年人提供生活活动能力、认知能力、精神状态等健康状况测量与评估的人员。老年人能力评估师主要负责对入住养老机构的老年人或者进社区入户的老年人进行能力评估,得出的老年人能力等级评估结果是提供养老服务的重要依据。

目前从事老年人能力评估工作的人,大概分为专职和兼职两种。普遍采用的评估方式大概分为三种:一是第三方评估;二是养老院机构评估,评估完由相关部门抽查;三是养老机构里面有一个独立的评估部门。

评估人员主要依据 4 个一级指标(自理能力、基础运动能力、精神状态、感知觉与社会参与)和下设的 26 个二级指标来为老年人进行评估,并根据评估结果来判定老年人的身体能力等级(能力完好、轻度失能、中度失能、重度失能、完全丧失)。

机构需要根据老年人的身体能力等级来为老年人制订护理计划,老年人家属可依据评估结果来为老年人选择合适的护理服务项目。

2. 主要工作任务

(1)采集、记录老年人的基本信息和健康状况。

(2)测量与评估老年人的自理能力、基础运动能力、精神状态、感知觉与社会参与。

(3)依据测量与评估结果,确定老年人能力等级,并出具老年人能力综合评估报告,为老年人能力恢复提出建议。

3. 主要工作内容

老年人能力评估的内容比较广泛,主要包括一级指标和二级指标。一级指标包括自理能力、基础运动能力、精神状态、感知觉与社会参与,其对应二级指标

如下。

(1)自理能力:进食、修饰、洗澡、穿脱上衣、穿脱裤子和鞋袜、小便控制、大便控制、如厕。

(2)基础运动能力:床上体位转移、床椅转移、平地行走、上下楼梯。

(3)精神状态:时间定向力、空间定向力、人物定向力、记忆力、理解能力、表达能力、攻击行为、抑郁症状、意识水平。

(4)感知觉与社会参与:视力、听力、执行日常事务、使用交通工具外出、社会交往的能力。

4. 培训对象

(1)社区养老中心主任。

(2)养老服务机构中从事老年人能力评估的工作人员。

(3)养老机构负责人和高级管理人员。

(4)疗养院院长、副院长、护理部主任。

(5)愿意设立养老需求评估机构的人员。

(6)涉及养老产业的企业董事长、总经理等高级管理人员。

(7)正在或准备从事养老机构投资、经营的管理人员。

(8)有兴趣从事养老和养老评估工作的人员。

二、理论知识及操作技能要点

1. 理论知识要点

1)评估标准与方法

(1)熟悉各种老年人能力评估的标准体系,如日常生活活动能力、认知功能、精神状态等方面的评估工具和指标。

(2)掌握不同评估方法的操作流程和注意事项。

2)老年人生理特点

(1)了解老年人身体各系统(如心血管、呼吸、神经等)的生理变化和常见疾病表现。

(2)明白衰老对身体机能和健康的影响。

3)心理与认知特点

(1)知晓老年人常见的心理问题和情绪变化,如孤独、抑郁、焦虑等。

(2)理解认知障碍的表现和评估要点。

4)社会支持系统

(1)明确老年人的家庭、社区等社会支持资源的重要性。

(2)学会评估社会支持的有效性和可利用程度。

5)康复与照护知识

(1)掌握基本的康复理念和方法,以便为评估后的建议提供参考。

(2)熟悉老年人照护的要点和技巧。

6)伦理与法律

(1)遵循评估工作的伦理原则,保护老年人隐私和权益。

(2)了解相关法律法规对老年人评估和服务的要求。

7)沟通技巧

具备良好的与老年人及其家属沟通的能力,确保信息准确获取和传达。

8)评估报告撰写

能够规范、准确地撰写评估报告,清晰呈现评估结果和建议。

2. 技能知识要点

(1)能制定并实施评估计划,完成评估报告。

(2)掌握起草老年人能力评估报告的方法。

(3)掌握老年人照护风险即时评估的方法,能根据评估结果,即时调整老年人照护等级,制定应对预案。

3. 技能操作要点

1)评估前准备

(1)与老年人及其家属进行良好沟通,解释评估目的和流程。

(2)准备好评估工具和相关文档。

2)观察能力

(1)细致观察老年人的精神面貌、身体状态、行为举止等。

(2)留意居住环境和日常物品的摆放等。

3)访谈技巧

(1)以温和、耐心的态度与老年人交谈,获取准确信息。

(2)善于引导话题,了解其生活习惯、健康状况、心理状态等。

4)身体功能评估

(1)准确测量老年人的身高、体重、血压等基本生理指标。

(2)进行肢体活动能力、平衡能力等的评估操作。

5)认知功能评估

(1)运用合适的测试方法评估老年人的记忆力、注意力、计算能力等。

(2)注意评估过程中老年人的反应和表现。

6)日常生活活动能力评估

(1)观察并评估老年人的进食、穿衣、洗漱、如厕等能力。

(2)记录完成情况和所需时间等细节。

7)评估记录

(1)及时、准确、详细地记录评估过程中的各项数据和表现。

(2)确保记录的清晰性和可追溯性。

8)安全意识

(1)在评估过程中始终注意老年人的安全,防止意外发生。

(2)对可能存在的风险保持警觉。

9)团队协作

(1)与其他专业人员(如医护人员)及时沟通,交流评估结果和建议。

(2)共同为老年人制定合适的照护计划或康复方案。

4.注意事项

(1)尊重与隐私保护。始终尊重老年人的意愿和感受,保护其个人隐私,评估过程中避免泄露敏感信息。

(2)耐心与细心。评估时要有足够的耐心,仔细倾听老年人的回答和描述,不急于求成。

(3)环境适宜。确保评估环境安静、舒适、安全,避免出现干扰和影响评估的因素。

(4)身体状况关注。密切关注老年人的身体状况,若出现不适或异常,及时暂停评估并采取相应措施。

(5)评估工具准确使用。严格按照评估工具的要求和规范进行操作,确保结果的准确性和可靠性。

（6）避免诱导性提问。提问应客观公正，不能给予暗示或引导性话语，以免影响评估结果。

（7）家属配合沟通。与家属保持良好沟通，了解老年人的既往情况，但也要注意信息的真实性和客观性。

（8）动态评估。认识到老年人的状态可能会变化，必要时进行定期或动态评估。

（9）专业素养。不断提升自己的专业知识和技能水平，以应对各种复杂情况。

（10）伦理道德。严格遵守职业道德规范，确保评估的公正性和客观性。

（11）报告客观真实。撰写评估报告时要基于实际情况，如实反映老年人的能力状况，不夸大、不隐瞒。

（12）跨学科合作。与其他相关专业人员密切合作，共同为老年人提供全面的服务和支持。

三、老年人能力评估的重要性

随着人口老龄化加剧和养老服务的发展，对老年人开展活动能力评估，确定老年人养老水平。养老机构需要根据老年人不同的行动能力制定护理计划，政府需要根据不同的护理水平确定补贴标准，并根据残疾老年人的数量及时制定应对政策。因此，开展老年人能力评估是一项紧迫的任务。

1. 评估的目的

（1）准确了解状况。全面、准确地掌握老年人身体、心理、认知等各方面的实际能力水平。

（2）制定个性化服务方案。根据评估结果为老年人量身定制合适的照护计划、康复计划或其他服务方案。

（3）合理分配资源。帮助合理地分配养老资源，确保资源能给到最需要的老年人。

（4）监测变化。定期评估可以监测老年人能力的动态变化，及时调整服务策略。

(5)保障服务质量。为养老机构等提供客观依据,以保障服务的针对性和质量。

(6)促进健康管理。有助于对老年人进行有效的健康管理和疾病预防。

(7)满足政策需求。为相关政策的制定和实施提供数据支持。

(8)维护老年人权益。确保老年人能获得与其能力相适应的关怀和照顾,维护其合法权益。

(9)提升专业水平。促进评估工作的专业化和规范化,提升整个行业的专业水平。

(10)方便家属了解。让家属清楚老年人的真实状况,更好地配合相关服务工作。

2. 评估的意义

(1)精准服务。为老年人提供个性化的服务,满足他们的实际需求。

(2)合理规划。帮助家属和机构制定合理的护理计划。

(3)提早发现问题。及时发现老年人的潜在问题,采取相应的措施。

(4)提高生活质量。确保老年人得到适当的照顾,提高他们的生活质量。

(5)资源合理分配。使有限的资源得到合理利用,提高服务效率。

(6)促进家庭和谐。减少家庭矛盾,为家属提供科学的照顾建议。

(7)支持政策制定。为政府制定相关政策提供数据支持。

(8)提高养老服务水平。推动养老服务行业的发展,提高整体服务水平。

(9)增强老年人的自信心。让老年人感受到自己是被关注的。

(10)体现社会关爱。展示社会对老年人的关爱和尊重。

总之,老年人能力评估对于提高老年人的生活质量、促进养老服务的发展具有重要意义。

3. 评估的必要性

(1)了解真实状况。准确了解老年人的身体、心理和社会功能状况。

(2)提供合理服务。为制定个性化的护理和服务计划提供依据。

(3)发现潜在问题。早期发现潜在的健康问题,及时采取干预措施。

(4)保障安全。确保老年人的生活环境安全,降低相关风险。

(5)优化资源配置。合理分配有限的资源,提高服务效率和质量。

(6)满足多样化需求。更好地满足老年人及其家庭的多样化需求。

（7）促进沟通与协作。增进家庭、养老机构和医疗团队三方之间的沟通和协作。

（8）跟踪变化。监测老年人的能力变化，及时调整服务方案。

（9）提高生活质量。帮助老年人保持较高的生活质量，增强幸福感。

（10）体现人文关怀。彰显对老年人的尊重和关爱。

四、老年人能力评估师的发展前景

1. 老年人能力评估师就业方向

老年人能力评估师的就业方向主要包括养老机构、医疗服务机构、体检中心、医疗保健中心、社区卫生中心、健康管理公司、健康咨询中心、保健用品公司等，经验丰富的评估师收入可观。

2. 老年人能力评估师参训人员

参与老年人能力评估师培训的人员主要包括以下两种。

（1）医学院、护理学院或综合性大学医学专业学生。

（2）从事或准备从事老年人能力评估工作的人员。

3. 老年人能力评估师就业前景

老年人能力评价师的就业前景十分广阔，主要包括以下几方面。

（1）高需求。随着老年人口比例的增加，对老年人能力评估服务的需求也在增加。

（2）政策支持。政府对老年人的关注为老年人能力评估师的就业提供政策支持。

（3）健康产业的发展。健康产业的快速发展为老年人能力评估师的就业提供了更多的机会。

（4）社会责任。老年人能力评估是一项有意义的工作，能够满足人们对社会责任的需求。

（5）职业前景。老年人能力评估是一个新兴职业，未来前景广阔。

（6）高薪。高级评估师的薪水很高，以满足人们对高薪工作的需求。

第二节　老年人能力评估师的配置方案及对养老人员的评估

一、人员配置方案

1. 配置目标

为了准确、全面、科学地评估老年人的能力状况,为养老服务提供精准依据,合理配置老年人能力评估师,确保评估工作的高效、专业和公正。

老年人能力评估概述

2. 配置原则

专业能力优先,选拔具备相关专业知识和技能,经过系统培训的人员担任评估师。同时要数量充足,根据服务区域内老年人的数量和评估需求,确保评估师数量能够满足工作负荷。合理分布评估师,确保不同地区的老年人都能及时得到评估服务。建立评估师团队,促进成员之间的协作和交流。

3. 人员选拔

应选用具有医学、护理学、康复治疗学、社会工作等相关专业大专及以上学历的人员。具有一定的老年服务工作经验,熟悉老年人的生理、心理特点。接受专业的老年人能力评估培训,通过考核取得相应资格证书。

4. 人员数量

初步按照每 x 名老年人配备 1 名评估师的比例进行配置。随着服务范围的扩大和老年人数量的增加,适时调整比例。考虑到评估工作的季节性和阶段性高峰,预留一定比例的评估师作为机动。

5. 人员分工

负责主导评估工作,包括与老年人及其家属沟通、制订评估计划、汇总评估结果等。并协助主评估师进行各项评估指标的测试和记录,收集相关资料。

6. 工作流程

接到评估任务后，主评估师与老年人或其家属预约评估时间和地点。评估师团队到达评估现场，按照评估标准和流程进行评估。评估结束后，主评估师及时整理评估资料，撰写评估报告。评估报告经过审核后，提交给相关部门和机构，作为制定养老监护与服务方案的依据。

7. 培训与提升

定期组织内部培训，学习最新的评估标准和方法，分享评估经验。鼓励评估师参加外部培训和学术交流活动，提升专业水平。

8. 质量监督

建立评估质量监督机制，定期对评估师的工作进行检查和评估。接受老年人及其家属的反馈和投诉，及时处理评估工作中的问题。

以上方案旨在合理配置老年人能力评估师，提高评估工作的质量和效率，为老年人提供更好的服务。

二、评估师的工作职责

1. 评估准备

熟悉老年人能力评估的相关标准、规范和流程。收集并整理被评估老年人的基本信息，包括健康状况、生活习惯、家庭背景等。与老年人及其家属进行沟通，预约评估时间和地点，说明评估目的和流程，取得其理解和配合。

2. 能力评估

运用专业的评估工具和方法，对老年人的日常生活活动能力、精神状态、感知觉与沟通能力、社会参与能力等方面进行全面评估。观察老年人的身体状况、行为表现和情绪反应，通过询问、测试、观察等方式获取准确的评估数据。

3. 数据记录与分析

如实、详细地记录评估过程中的各项数据和信息，确保数据的完整性和准确性。对评估数据进行整理和分析，得出客观、科学的评估结果。

4. 报告撰写

根据评估结果，撰写规范、清晰的老年人能力评估报告，明确老年人的能力等级和需求。在报告中提出合理的建议和意见，为制定个性化的养老服务方案提供依据。

5. 沟通与反馈

向老年人及其家属解释评估结果和建议,解答他们的疑问和关切。与养老服务机构、医疗机构等相关部门进行沟通,及时反馈评估结果,为后续服务提供支持。

6. 质量控制

对自己的评估工作进行自我检查和质量控制,确保评估的准确性和公正性。参与评估工作的质量评估和改进,提出优化评估流程和方法的建议。

7. 培训与学习

参加相关的培训和学习活动,不断更新专业知识和技能,提高评估水平。向其他工作人员传授评估经验和技巧,促进团队整体能力的提升。

8. 文档管理

妥善保管评估相关的文档和资料,按照规定进行存档和管理,确保资料的安全性和可追溯性。

9. 伦理遵循

严格遵守职业道德和伦理规范,保护老年人的隐私和权益,不泄露评估过程中获取的敏感信息。

10. 其他工作

完成上级领导交办的与老年人能力评估相关的其他工作任务。

三、对居家养老人员的评估

1. 自理能力评估

评估老年人的进食、洗澡、修饰(如洗脸、刷牙、梳头)、穿衣、如厕、控制大小便等基本生活自理能力。

对居家养老人员的评估

2. 基础运动能力评估

床上体位转移、床椅转移、平地行走、上下楼梯。

3. 精神状态评估

观察老年人的认知能力,包括定向力(时间、地点、人物)、记忆力、注意力等。评估其情绪状态，如是否有抑郁、焦虑、烦躁等问题。

4. 感知觉与社会参与评估

测试老年人的视力、听力、言语表达和理解能力。了解老年人参与社会活动的情况，如是否参与社区活动、与亲友交往等。评估其对家庭和社会的适应能力。

5. 居家环境评估

考察居家环境的安全性，如有无防滑设施、扶手等。评估居住空间是否满足老年人的生活需求，如家具布局是否合理。

6. 健康状况评估

询问老年人的疾病史、用药情况。测量其生命体征，如心率、脉搏等。

7. 经济状况评估

了解老年人的经济来源和收入水平，以确定其能否承担相应的养老服务费用。

8. 家庭支持系统评估

评估家庭成员对老年人的照顾情况、支持程度和照顾能力。

评估师会通过与老年人及其家属进行交谈、观察老年人的行为表现、使用专业评估工具等方式来获取信息，并综合分析评估结果，为居家养老人员制定个性化的养老服务方案，提供适宜的服务和支持。

四、对社区养老人员的评估

1. 身体功能评估

检查老年人肢体活动能力，包括行走、站立、坐下、上下楼梯等动作的灵活性和稳定性。评估肌肉力量，例如握力、抬腿力量等。观察平衡能力，以预测跌倒风险。

2. 认知与精神状态评估

运用认知测试工具，评估老年人的注意力、计算能力、思维逻辑等。判别是否存在痴呆、谵妄等精神障碍的迹象。

3. 日常生活自理能力评估

了解老年人饮食自理情况,如能否独立准备食物、进食等。考察个人卫生管理,如洗漱、穿衣、梳头的能力。

4. 社交与情感评估

观察老年人在社区活动中的参与度和互动情况。评估其情感状态,是否存在孤独、抑郁等情绪问题。

5. 健康管理评估

询问老年人过往疾病史、目前的健康问题及治疗情况。了解其是否按时服药,有无药物不良反应。

6. 居住环境安全性评估

查看社区住所的无障碍设施配备,如坡道、扶手等。评估室内的照明、通风状况是否良好。

7. 康复需求评估

判断老年人是否需要康复训练,如物理治疗、作业治疗等。

8. 经济状况评估

了解老年人的经济来源和支付养老服务的能力。

9. 社区服务利用评估

考察对社区提供的养老服务(如日间照料、助餐服务等)的知晓度和使用情况。

10. 紧急应对能力评估

了解老年人在遇到紧急情况(如突发疾病、火灾等)时的应对能力和应急预案。

通过以上全面的评估,评估师能够为社区养老人员提供更贴合其需求的服务建议和支持,提升其养老生活的质量。

五、对机构养老人员的评估

1. 生理健康评估

对老年人进行全面的身体检查,包括心肺功能、血压、血糖、血脂等的检测。

评估运动系统功能，如关节活动度、肌肉力量、步态等。检查视力、听力、口腔健康等情况。

2. 认知与精神状态评估

运用专业量表评估老年人的认知功能，如简易精神状态检查表（MMSE）等。观察老年人的情绪表现，判断其是否存在焦虑、抑郁、躁狂等精神障碍。

3. 日常生活活动能力评估

详细评估老年人的饮食、穿衣、洗漱、如厕、洗澡等个人生活自理能力。考察其移动能力，如床椅转移、室内行走等。

4. 社会功能评估

了解老年人在机构内与其他老年人的交往情况和参与集体活动的积极性。评估其与工作人员的沟通和协作能力。

5. 康复需求评估

确定老年人是否需要康复治疗，如物理治疗、康复训练等，并评估预期效果。评估辅助器具的需求和使用情况。

6. 营养状况评估

测量老年人身高、体重，计算体重指数（BMI）。评估其饮食结构和营养摄入是否合理。

7. 安全风险评估

评估老年人跌倒、走失、烫伤等风险的可能性。检查其居住环境的安全设施是否完善。

8. 疾病与用药评估

梳理老年人慢性疾病的种类、病情控制情况和并发症。审核其用药方案的合理性和依从性。

9. 心理需求评估

了解老年人对亲情关怀、心理支持的需求程度。评估其对机构生活的适应情况和满意度。

10. 预后期望评估

与老年人及其家属沟通，了解其对未来养老生活的期望和目标。

通过以上综合评估，评估师能够为机构养老人员制定个性化的照护计划和服务方案，提高养老服务的质量和针对性。

第三节　老年人能力评估服务工作指南

天津市是全国最早进入人口老龄化的省份之一,老龄化形势严峻,失能老年人数不断攀升,社会化养老的需求日益增加。为满足65岁以上老年人群对养老服务的需求,政府相关部门大力推进养老服务评估工作。在参考国内外老年人能力评估标准及文献资料的基础上,结合我国国情以及从事老年人能力评估相关工作实践,《老年人能力评估服务工作指南》(以下简称《指南》)应运而生,旨在统一评估工作流程,详细解释评估指标和操作要点,以满足老年人能力评估工作的实际需求。《指南》内容如下。

1　范围

《指南》规定了老年人评估工作的基本要求、评估类型、评估形式、评估流程、评价和改进等内容,适用于评估机构开展老年人评估工作。

2　术语与定义

下列术语和定义适用于本《指南》。

2.1　能力(ability)

个体顺利完成某一活动所必需的主观条件。

2.2　日常生活自理能力(activity of daily living)

个体为独立生活而每天必须反复进行的、最基本的、具有共同性的身体动作群,即完成进食、洗澡、修饰、穿衣、大小便控制、如厕、床椅转移、行走、上下楼梯等日常活动的基本动作和技巧。

2.3　视听与沟通能力(activity of communication vision and hearing)

个体在视力、听力、沟通交流等方面的能力。

2.4　认知能力(activity of cognition)

认知能力反映个体的思维能力,是认识、理解、判断及推理事物的过程,并通过个体的行为及语言表达出来。

2.5　评估指标

根据《老年人能力评估规范》(GB/T 42195—2022),一级评估指标共4个,二级评估指标共26个,具体指标见《老年人能力评估规范》(GB/T 42195—

2022)表1。

3 基本要求

3.1 评估机构要求

3.1.1 老年人能力评估应由依法登记的企事业单位或社会组织承担。

3.1.2 评估机构应具备完善的内部管理和评估监督制度。

3.1.3 具备提供服务所必需的场所、设施设备。

3.1.4 评估机构内至少配置5名专职或兼职评估人员,且人员资质应符合3.2的要求。

3.1.5 每次评估时需有两位评估人员在场,其中一人建议有医护专业背景。

3.2 评估人员要求

3.2.1 开展老年人能力评估应有专业的评估队伍。

3.2.2 评估人员包括评估员和评估督导员,应经过培训合格后,并持有中华人民共和国人力资源和社会保障部《老年人能力评估师职业技能等级证书》上岗。

3.2.3 评估员是依评估对象申请而具体实施评估的人员。评估员应满足下列条件。

3.2.3.1 具有医学、护理学、社会工作、老年服务管理等学历背景之一。

3.2.3.2 具有临床医学、护理学、照护服务、养老服务、老年社会工作等其中一个领域2年以上工作经历。

3.2.4 评估督导员是指导评估和把控质量的人员,评估督导员应具有医学或护理学社会工作等专业大学本科(含)以上学历,或具有卫生专业技术中级(含)以上职业资格。

3.3 评估原则

3.3.1 公正性。评估工作应以客观存在作为评估的依据,不应受与之无关因素的影响。

3.3.2 独立性。应始终坚持独立的第三方立场,即评估工作不应受委托者意图影响,不与委托方有任何利益的联系。

3.3.3 保密性。保护评估对象的个人隐私及相关材料。

3.4 评估设施、设备及环境安全要求

3.4.1 开展评估工作的机构宜设立单独的评估室,环境应安静、整洁、采光良好、空气清新、无干扰，附近有卫生间。室内温度冬季应控制在 16~22 ℃，夏季应控制在 26~30 ℃，相对湿度应控制在 50%~60%。

3.4.2　为社区老年人集中评估时，应设立等候评估的空间，评估工作在相对独立的评估室内逐一进行。

3.4.3　应按要求配置设施设备，评估室内物品满足评估需要，不应放置与评估无关的物品。

3.4.4　评估室内或室外有连续的台阶和带有扶手的通道，可供评估使用，楼梯、台阶各级踏步应均匀一致、平整、防滑。

4　评估服务流程

4.1　申请

对老年人进行能力评估，应由其本人或其监护人、委托人向户籍所在地的街道（乡、镇）受理窗口提出申请并填写申请表。

4.2　受理、初审

4.2.1　民政部门或委托机构接到申请后，应当及时对申请人提交的材料进行初审。材料完整的，评估机构应及时组织评定。

4.2.2　民政部门根据申请人所在街道（乡镇）在本区域内选择评估机构名单并派单。

4.2.3　由评估机构派评估员入户或由申请人选择亲自到达评估机构，按照“老年人能力综合评估量表”进行预评估。

4.2.4　对经预评估符合条件的，由评估机构对申请人进行评估。

4.2.5　申请人对预评估结果有异议的，可以再次向评估机构提出评估申请，评估机构应予评估。

4.2.6　老年人能力评估应为动态评估，在无特殊变化的情况下，至少每 12 个月评估一次。

4.3　评估准备

4.3.1　评估工作可在评估机构室内或老年人日常居住场所开展。

4.3.2　评估工作需有两位评估人员在场，其中一人建议有医护专业背景（详见 3.2 要求）

4.3.3　评估人员应准备纸、笔、评估量表、评估工具、急救箱，使用老年人能力评估软件等信息化工具进行评估时，宜携带安装有老年人能力评估软件的平板电脑等便携式电子设备，同时准备纸质材料。

4.3.4　评估人员在开展评估前应对预评估对象进行充分的信息收集。包括：

4.3.4.1　评估对象基本身份信息、身体状况；

4.3.4.2　申请人的相关信息；

4.3.4.3　评估对象所在生活区域的人文、交通情况；

4.3.4.4　评估对象家庭情况；

4.3.4.5　与评估结果有关的评估对象的其他情况（由民政部门或街道、居委会等提供）。

4.4　评估实施

4.4.1　评估操作注意事项。

4.4.1.1　评估沟通方式。

4.4.1.1.1　提问法与观察法相结合。使用提问法时，尽量将日常照护者和老年人隔离，提问时尽量让评估对象回答问题，事后再将不确定信息与日常照护者核实。采用观察法，观察老年人是否存在用辅具来辅助判断的情况，这可在一定程度上排除主观因素的影响。

4.4.1.1.2　去除暗示性提问。提问内容应为开放性问题，例如，“家人给您洗澡吗?”这种问题容易对老年人造成误导，应表述成“您平时是怎么洗澡的?”，这种开放性问题可以避免暗示影响。

4.4.1.1.3　常态评估。评估时应保持老年人处于生活常态，依据现有功能水平。若平时需要老花镜、助听器等，评估时应保留，若家人未准备这类辅具，则按照没有的情况来评估。

4.4.1.1.4　实际评估。因疾病或衰老导致无能力做这件事才属于能力下降，“不会做”“不愿意做”或“都有别人帮忙”等这样的回答不能作为评估结果。争取让老年人演示各项操作，比如：“爷爷（奶奶），您平时是怎么梳头的，您比画比画。”尤其在自理能力和基础运动能力维度，通过考察实际操作，可避免隐藏和夸大行为。

4.4.1.1.5　评估人员在评估过程中，应态度和蔼，使用礼貌用语和评估对象可以理解的语言，并随时澄清评估对象的疑问。

4.4.1.2　评估人员在评估过程中应全程录像、录音，以此作为评估佐证，如影像不全,其评估结果无效。

4.4.2 居家上门评估场景。

4.4.2.1 居家上门评估应在不影响评估对象正常生活的情况下进行。

4.4.2.2 居家上门评估应提前与申请人进行电话预约。确认评估对象、申请人(监护人)有充分的时间参与评估工作。

4.4.2.3 通过预约电话沟通了解评估对象的基本情况,并让申请人(监护人)准备好相关的诊断证明复印件、身份证复印件等证明文件。

4.4.2.4 电话预约再次确认评估地点信息。

4.4.2.5 评估人员应至少提前30分钟到达评估区域附近,了解评估对象生活区域人文与交通情况。

4.4.2.6 到达指定评估地址,要对门号、电梯楼层等信息做好影像资料留存。

4.4.2.7 进入评估对象居所前,评估人员应穿好鞋套,运用七步洗手法洗手,保持手清洁,并正确佩戴口罩。

4.4.2.8 向评估对象及其陪同人员出示评估工作证,核对评估对象身份信息,填写“老年人评估基本信息表”(见附录B),并介绍评估流程。

4.4.2.9 评估过程中,评估人员应按照评估操作注意事项(4.4.1)对评估对象进行评估,无法准确判定某一选项时,评估人员应如实、详细记载真实情况,讨论作出最终判定。

4.4.2.10 评估人员按照《老年人能力评估规范》(GB/T 42195—2022)内容对评估对象进行评估。

4.4.2.11 评估工作结束,评估人员应礼貌告知评估对象与其监护人(照护人)。

4.4.2.12 评估人员不得将评估结果直接告知监护人、照护人、评估对象,应告知评估结果获取途径。

4.4.2.13 核算、汇总评估量表分值,确定总体评估结果,应在返回评估机构后完成。

4.4.2.14 最终结果由评估机构工作人员告知评估人员和评估对象(法定监护人),签字或盖章后,完成评估报告。

4.4.3 养老机构或第三方评估机构场景。

4.4.3.1 评估前应由养老机构或第三方评估机构人员与申请人进行电话预

约。确认评估对象、申请人(监护人)有充分的时间参与评估工作。

4.4.3.2　通过预约电话沟通了解评估对象的基本情况,并让申请人(监护人)准备好相关的诊断证明复印件、身份证复印件等证明文件。

4.4.3.3　电话预约再次确认养老机构或第三方评估机构地点信息。

4.4.3.4　评估对象与监护人到访养老机构或第三方评估机构,应由工作人员第一时间引领到独立评估室进行等待。

4.4.3.5　评估人员进入评估室,应第一时间做自我介绍,出示评估工作证。

4.4.3.6　评估人员核对评估对象身份信息,填写“老年人评估基本信息表”(见附录B),向评估对象及其监护人介绍评估流程。

4.4.3.7　评估人员按照《老年人能力评估规范》(GB/T 42195—2022)内容对评估对象进行评估。

4.4.3.8　评估过程中,评估人员应按照评估操作注意事项(4.4.1)对评估对象进行评估,无法准确判定某一选项时,评估人员应如实、详细记载真实情况,讨论作出最终判定。

4.4.3.9　评估工作结束,评估人员应礼貌告知评估对象及其监护人(照护人)。

4.4.3.10　评估人员不得将评估结果直接告知监护人、照护人、评估对象,应告知评估结果获取途径,并解释其结果可作为进一步接受养老照护服务、制订针对性照护计划的依据。

4.4.3.11　核算、汇总评估量表分值,确定总体评估结果,应在评估对象及其监护人离开后进行。

4.4.3.12　最终结果由评估机构工作人员告知评估人员和评估对象(法定监护人),签字或盖章后,完成评估报告。

5　评估结果与应用

老年人能力评估初始量表当中二级指标均按照0~4分的五级评分法打分。“0分”代表完全障碍,“1分”代表重度障碍,“2分”代表中度障碍,“3分”代表轻度障碍,“4分”代表完全正常。量表最后由老年人能力评估综合自理能力、基础运动能力、精神状态、感知觉与社会参与当中的26个二级指标加和计分,总分范围为0~90分,得分越低,老年人能力越差。评估结束后,应形成评估结果报告,评估结果根据需要在一定范围公示,接受社会监督,公示时间不少于7天,公示无异议的,由评估机构出具评估结论。对评估结果有异议的可在规定期限内提出复核复审。

6 争议处理

6.1 评估对象(法定监护人)对首次评估或持续评估的结论有异议时,应在收到评估结果之日起10个工作日内向养老服务行政主管部门申请复核评估。

6.2 复核评估由养老服务行政主管部门指定评估机构实施。

6.3 复核评估结论为评估的最终结论。

7 服务评价与改进

7.1 评估机构应定期组织人员以电话回访评估对象(法定监护人)、查看评估表等形式对评估质量进行评价,内容包括但不限于:

7.1.1 是否被投诉;

7.1.2 服务态度;

7.1.3 分值计算的准确性;

7.1.4 评价和表述与健康能力等级的一致性。

7.2 评估机构应通过网络、服务须知、宣传手册等载体主动公开评估指标、流程、费用、投诉渠道等,自觉接受政府部门和社会监督。

7.3 由评估机构管理人员、行业社会组织人员建立多方监督管理机制,促进建立评估人员从业信用档案,向社会公开,加强评估工作的宣传与监管。

7.4 针对评价发现的问题,分析原因,采取纠正措施或预防措施,持续提高评估质量。

附录 A
老年人评估工作流程图

老年人评估工作流程见图 A.1。

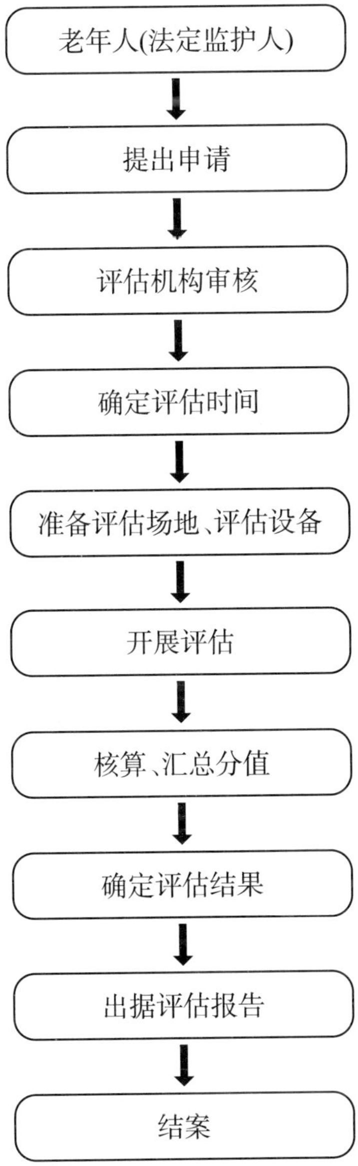

图 A.1　评估流程图

附录 B
老年人评估基本信息表(资料性)

老年人评估基本信息表见表 B.1。

表 B.1　老年人评估基本信息表

<table>
<tr><td>评估编号</td><td colspan="2"></td></tr>
<tr><td>姓名</td><td colspan="2"></td></tr>
<tr><td>身份证号码</td><td colspan="2"></td></tr>
<tr><td>性别</td><td colspan="2">男□　　女□</td></tr>
<tr><td>评估日期</td><td colspan="2">年　　月　　日</td></tr>
<tr><td>评估类型</td><td colspan="2">老年人能力评估□　专项能力评估□
适老环境评估□　康复辅具评估□</td></tr>
<tr><td>疾病史</td><td colspan="2"></td></tr>
<tr><td rowspan="5">近 30 天内
意外事件</td><td>跌倒</td><td>无□　发生过 1 次□　发生过 2 次□　发生过 3 次及以上□</td></tr>
<tr><td>走失</td><td>无□　发生过 1 次□　发生过 2 次□　发生过 3 次及以上□</td></tr>
<tr><td>噎食</td><td>无□　发生过 1 次□　发生过 2 次□　发生过 3 次及以上□</td></tr>
<tr><td>自杀</td><td>无□　发生过 1 次□　发生过 2 次□　发生过 3 次及以上□</td></tr>
<tr><td>其他</td><td></td></tr>
</table>

附录 C
认知评估(资料性)

简易精神状态评估量表见表 C.1。

表 C.1　简易精神状态评估量表

<table>
<tr><th>功能项目</th><th>序号</th><th>评定项目</th><th>评分方法</th><th>得分</th></tr>
<tr><td rowspan="5">时间定向力</td><td>1</td><td>今年是哪一年?</td><td rowspan="10">答对得 1 分,答错或拒答得 0 分</td><td></td></tr>
<tr><td>2</td><td>现在是什么季节?</td><td></td></tr>
<tr><td>3</td><td>现在是几月份?</td><td></td></tr>
<tr><td>4</td><td>今天是几号?</td><td></td></tr>
<tr><td>5</td><td>今天是星期几?</td><td></td></tr>
<tr><td rowspan="5">地点定向力</td><td>6</td><td>这里是什么城市?</td><td></td></tr>
<tr><td>7</td><td>这里是什么区?</td><td></td></tr>
<tr><td>8</td><td>这里是什么医院?</td><td></td></tr>
<tr><td>9</td><td>这是第几层楼?</td><td></td></tr>
<tr><td>10</td><td>这是什么地方?(地址、门牌号)</td><td></td></tr>
<tr><td rowspan="4">记忆力</td><td colspan="4">现在我告诉您 3 种东西的名称,我说完后请您重复一遍。
请您记住这 3 种东西,树木、钟表和汽车,过一会儿我还要问您。
(请说清楚,每样东西 1 秒钟)</td></tr>
<tr><td>11</td><td>复述:树木</td><td rowspan="3">答对得 1 分,答错或拒答得 0 分</td><td></td></tr>
<tr><td>12</td><td>复述:钟表</td><td></td></tr>
<tr><td>13</td><td>复述:汽车</td><td></td></tr>
<tr><td rowspan="7">注意力和计算能力</td><td colspan="4">现在请您算一算,从 100 中减去 7,然后从所得的数继续减下去,请您将每减一个 7 后的答案告诉我,直到我说‘停’为止。</td></tr>
<tr><td>14</td><td>计算 100-7</td><td rowspan="5">答对得 1 分,答错或拒答得 0 分</td><td></td></tr>
<tr><td>15</td><td>再减 7</td><td></td></tr>
<tr><td>16</td><td>再减 7</td><td></td></tr>
<tr><td>17</td><td>再减 7</td><td></td></tr>
<tr><td>18</td><td>再减 7</td><td></td></tr>
<tr><td colspan="4">如果前一项计算错误,但在错误得数基础上减 7 答案正确者仍给相应的得分</td></tr>
</table>

续表

功能项目	序号	评定项目	评分方法	得分
回忆力	现在请您说出刚才我让您记住的是哪种东西。			
	19	回忆:树木	答对得 1 分,答错或拒答得 0 分	
	20	回忆:钟表		
	21	回忆:汽车		
语言能力	22	出示手表问受试者这是什么	答对得 1 分,答错或拒答得 0 分	
	23	出示铅笔问受试者这是什么		
	24	请您跟我说:“四十四只石狮子。”	能正确说出得 1 分,否则得 0 分	
	25	给受试者一张卡片,上面写着“请闭上您的眼睛”,请受试者念这句话并按上面的意思去做	能正确念出并能做到得 1 分,否则得 0 分	
执行功能	我给您一张纸,请您按我说的去做。现在开始,用右手拿着这张纸,用两只手把它对折起来,然后把它放在您的左腿上。			
	26	用右手拿着这张纸	做到得 1 分,否则得 0 分	
	27	用两只手将纸对折	能对折得 1 分,否则得 0 分	
	28	将纸放在左腿上	放对得 1 分,否则得 0 分	
	29	写一个完整的句子	能正确写出得 1 分,否则得 0 分	
	30	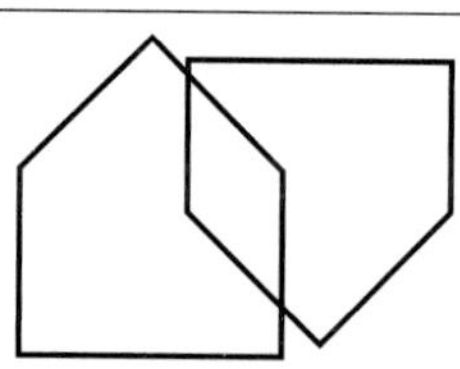 请把此图案画下来	正确得 1 分,否则得 0 分	

注:得分范围为 0~30 分,正常与不正常的分界值与受教育程度有关,分界值以下为有认知障碍,以上为正常。建议分界值如下:未受过教育组 17 分,受教育年限不超过 6 年组 20 分,受教育年限大于 6 年组 24 分。

附录 D
社会支持评定量表（资料性）

表 D.1　社会支持评定量表

指导语：下面的问题用于反映您在社会中所获得的支持，请按问题的具体要求，根据您的实际情况填写。

1. 您有多少关系密切，可以得到支持和帮助的朋友？（只选一项）
（1）一个也没有
（2）1~2 个
（3）3~5 个
（4）6 个或 6 个以上

2. 近一年来您：______（只选一项）
（1）远离家人，且独居一室。
（2）住处经常变动，多数时间和陌生人住在一起。
（3）和同学、同事或朋友住在一起。
（4）和家人住在一起。

3. 您与邻居：______（只选一项）
（1）相互之间从不关心，只是点头之交。
（2）遇到困难可能稍微关心。
（3）有些邻居很关心您。
（4）大多数邻居都很关心您。

4. 您与同事：______（只选一项）
（1）相互之间从不关心，只是点头之交。
（2）遇到困难可能稍微关心。
（3）有些同事很关心您。
（4）大多数同事都很关心您。

5. 从家庭成员得到的支持和照顾（在无、极少、一般、全力支持四个选项中，选择合适选项）

	无	极少	一般	全力支持
夫妻（恋人）	□	□	□	□
父亲	□	□	□	□
母亲	□	□	□	□
儿女	□	□	□	□
其他成员	□	□	□	□

续表

6. 过去,在您遇到急难情况时,曾经得到的经济支持和解决实际问题的帮助的来源有:_____
(1)无任何来源。
(2)下列来源(可选多项)
A. 配偶　B. 其他家人　C. 亲戚　D. 朋友　E. 同事　F. 工作单位
G. 党团工会等官方或半官方组织　H. 宗教、社会团体等非官方组织　I. 其他(请列出)
7. 过去,在您遇到急难情况时,曾经得到的安慰和关心的来源有:______
(1)无任何来源。
(2)下列来源(可选多项)
A. 配偶　B. 其他家人　C. 朋友　D. 亲戚　E. 同事　F. 工作单位
G. 党团工会等官方或半官方组织　H. 宗教、社会团体等非官方组织　I. 其他(请列出)
8. 您遇到烦恼时的倾诉方式有:______(只选一项)
(1)从不向任何人倾诉
(2)只向关系极为密切的 1~2 个人倾诉
(3)如果朋友主动询问您会说出来
(4)主动倾诉自己的烦恼,以获得支持和理解。
9. 您遇到烦恼时的求助方式有:______(只选一项)
(1)只靠自己,不接受别人帮助
(2)很少请求别人帮助
(3)有时请求别人帮助
(4)有困难时经常向家人、亲友、组织求援
10. 对于团体(如党团组织、宗教组织、工会等)组织活动,您:______(只选一项)
(1)从不参加
(2)偶尔参加
(3)经常参加
(4)主动参加并积极活动

注 1:第 1~4 条,8~10 条,每条只选一项,选择 1、2、3、4 项分别记 1、2、3、4 分。
注 2:第 5 条分 A、B、C、D、E5 项记总分,每项从“无”到“全力支持”分别记 1~4 分,即“无”记 1 分,“极少”记 2 分,“一般”记 3 分,“全力支持”记 4 分。
注 3:第 6、7 条如回答“无任何来源”则记 0 分,回答“下列来源”者,有几个来源就记几分。
注 4:总分即 10 个条目评分之和,维度分中,客观支持分为 2、6、7 条评分之和,主观支持分为 1、3、4、5 条评分之和,对支持的利用度为 8、9、10 条评分之和,分值越高说明社会支持度越高。

附录 E
社会功能活动调查问卷

社会功能活动调查问卷见表 E.1。

表 E.1　社会功能活动调查问卷

调查内容	分值			
1. 使用各种票证（正确使用，不过期）	0	1	2	3
2. 按时支付各种票据（如房租、水电费等）	0	1	2	3
3. 自行购物（如购买衣、食及家庭用品）	0	1	2	3
4. 参加需技巧性的游戏或活动（打扑克、下棋、打麻将、绘画、摄影、集邮、书法、手工等	0	1	2	3
5. 使用电器（包括开、关等）	0	1	2	3
6. 准备和烧一顿饭菜（饭、菜、汤等）	0	1	2	3
7. 关心和了解新鲜事物（国家大事或邻居发生的重要事情）	0	1	2	3
8. 持续一小时以上注意力集中地看电视或小说，或收听收音机并能理解、评论或讨论其内容	0	1	2	3
9. 记得重要的约定（领退休金、朋友约会、家庭事务、领送幼儿等）	0	1	2	3
10. 独自外出活动或走亲访友（指较远距离，如相当于三个公交车站的距离）	0	1	2	3
适用项目： 总分： 资料可靠性：1. 可靠　　2. 基本可靠　3. 不太可靠				

附录 E
老年幸福度量表

老年幸福度量表见表 F.1。

表 F.1 老年幸福度量表

序号	评估内容	是(2分)	不知道(1分)	否(0分)
1	您处于巅峰状态吗?			
2	您情绪很好吗?			
3	您对自己的生活特别满意吗?			
4	您感到很走运吗?			
5	您烦恼吗?			
6	您非常孤独或与人疏远吗?			
7	您忧虑或非常不愉快吗?			
8	您会因为不知道将会发生什么事情而担心吗?			
9	您为自己目前的生活状态感到哀怨吗?			
10	总的来说,生活处境变得使您满意吗?			
11	这段时间是您一生中最难受的时期吗?			
12	您像年轻时一样高兴吗?			
13	您所做的大多数事情都单调或令您厌烦吗?			
14	过去您感兴趣做的事情,现在仍然乐在其中吗?			
15	当您回顾一生时,感到满意吗?			
16	随着年龄的增加,一切事情变得更加糟糕吗?			
17	您感到孤独吗?			
18	今年一些小事使您烦恼吗?			
19	如果您能随便选择自己的住处的话,您愿意选择哪里?			
20	有时您感到活着没意思吗?			
21	您现在和年轻时一样快乐吗?			
22	大多数时候您感到生活是艰辛的吗?			

续表

序号	评估内容	是（2分）	不知道（1分）	否（0分）
23	您对当前的生活满意吗?			
24	和同龄人相比,您的健康状况与他们差不多,甚至更好些吗?			
注 1:由 24 个条目组成，10 个条目反映正性和负性情感,其中 5 个条目反映正性情感（PA），5 个条目反映负性情感（NA）; 14 个条目反映正性和负性体验,其中 7 个条目反映正性体验（PE）,另 7 个条目反映负性体验（NE）。 PA（正性情感）条目为 1、2、3、4、10; NA（负性情感）条目为 5、6、7、8、9; PE（正性体验）条目为 12、14、15、19、21、23、24; NE（负性体验）条目为 11、13、16、17、18、20、22。 总的幸福度=PA-NA+PE-NE。 注 2:记分方法为“是”记 2 分,“不知道”记 1 分,“否”记 0 分;第 19 题答“目前的地方”记 2 分,答其他地方记 0 分;23 题,答“满意”记 2 分,“不满意”记 0 分。				

第四节　老年人能力评估师培训计划

一、培训基本信息

（1）课程性质:必修课。

（2）课程类型:理论+实训。

（3）课程性质:职业技能培训课程。

（4）开设时间:每季度开设 1 次。

二、培训定位

本课程是以中华人民共和国人力资源和社会保障部 2023 年颁布的国家职业标准《老年人能力评估师》以及由国家市场监督管理总局和国家标准化管理委员会在 2022 年颁布的中华人民共和国国家标准《老年人能力评估规范》（GB/T 42195—2022）为依据的一门理实一体化培训课程。从职业技能角度看,课程旨在让学员掌握专业的评估知识和技能,能够准确、科学地对老年人的身体状况、精神状态、认知能力、生活能力等方面进行综合评估。从服务导向来看,课程强调培养学员的服务意识和沟通能力,使其能够与老年人及其家属建立良好关系,在评估过程中给予充分的关怀和尊重。在专业素养方面,课程注重提升学员对老年人群体特点和需求的深刻理解,以便在评估工作中能更全面地考虑各种因素,为后续的养老服务提供准确依据。从行业发展角度,课程定位于为养老服务行业输送具备专业评估能力的人才,助力提升行业整体服务质量和管理水平,推动养老服务的规范化、标准化发展。同时,课程也关注行业动态和政策法规,确保学员能够适应不断变化的行业环境和要求。

三、培训目标

通过系统的培训,使学员掌握老年人能力评估的理论知识和实践技能,能够独立、准确地对老年人的能力进行评估,并根据评估结果提出合理的建议和方案。同时,培养学员的职业道德和职业素养,为老年人提供专业、优质的评估服务。

1. 知识目标

(1)掌握老年人生理学、心理学、社会学等方面的基础知识,理解老年人身心变化特点。

(2)熟悉各种老年人能力评估工具和方法。

(3)了解常见老年疾病的表现、诊断和治疗要点,能判断疾病对老年人能力的影响。

(4)掌握养老服务相关政策法规,明确评估工作的规范和要求。

(5)理解老年人的精神需求和心理健康维护知识,能评估老年人的精神状态。

(6)理解老年人营养与饮食知识,为评估老年人的健康状况提供参考。

(7)掌握老年人康复护理的基本理念和方法,能在评估中考虑康复护理需求。

(8)掌握老年人居住环境与安全知识,对老年人生活环境的适宜性进行评估。

（9）了解老年社会工作的基本知识和技巧，以更好地与老年人及其家属互动。

（10）明晰老年人权益保障的相关内容，确保评估工作的公正性和合法性。

2. 能力目标

（1）具备准确进行老年人各项能力评估的能力。

（2）能够熟练运用各类评估工具和技术，根据不同情况选择合适的方法进行评估。

（3）能够拥有良好的观察能力，能细致捕捉老年人在评估过程中的各种表现和细微变化。

（4）能够与老年人及其家属进行有效沟通和交流，获取准确信息，建立信任关系。

（5）具备分析和解读评估结果的能力，能根据结果提出合理的建议和方案。

（6）能够与其他养老服务专业人员协同工作，共同为老年人制定个性化的服务计划。

（7）能够拥有较强的问题解决能力，能应对评估过程中出现的各种突发情况和复杂问题。

（8）能够不断学习和更新知识，适应老年人能力评估领域的发展和变化。

（9）具备一定的文档撰写和记录能力，确保评估过程和结果有完整准确的记录。

（10）能够根据评估结果对养老服务资源进行合理调配和优化利用。

3. 素质能力

1）专业素质

（1）扎实的老年医学、护理学、康复学等相关专业知识。

（2）对评估标准和流程的精准把握。

2）沟通能力

（1）能够与老年人耐心、友好地交流，理解他们的需求和感受。

（2）能够与家属、同事等进行清晰、有效的沟通。

3）观察能力

（1）能够细致入微地观察老年人的身体状态、行为表现等。

(2)具备及时发现潜在问题和变化的能力。

4)分析判断能力

(1)能够对评估数据和观察结果进行准确分析。

(2)能够及时做出合理、客观的判断和评估结论。

5)学习能力

(1)持续学习新的知识和技能,跟上行业发展。

(2)不断提升自己的专业水平。

6)应变能力

(1)灵活应对评估过程中出现的各种意外情况。

(2)能根据实际情况调整评估方法和策略。

四、培训对象

从事或拟从事老年人能力评估工作的人员,包括养老机构工作人员、社区养老服务人员、医护人员、社会工作者等。

培训对象及师资配置

五、培训内容及时间安排

1. 理论模块培训内容及时间安排

序号	模块内容	教学内容	建议学时	重点难点	教学方法和手段
1	模块一 概论	1. 人口老龄化现状 2. 健康老龄化 3. 老年人照护的相关概念 4. 老年人照护的主要内容 5. 我国老年人照护服务的相关标准	4	老年人照护的相关概念 老年人照护的主要内容	多媒体授课、PPT

续表

序号	模块内容	教学内容	建议学时	重点难点	教学方法和手段
2	模块二 老年人能力评估基础知识	1. 老年人能力评估的概念、目的和意义 2. 老年人能力评估的相关政策法规 3. 老年人能力评估的基本原则和方法	4	老年人能力评估的基本原则和方法	多媒体授课、PPT
3	模块三 老年人医学基础知识	1. 老年人常见疾病的症状、诊断和治疗 2. 老年人的生理和心理特点 3. 老年人的营养需求和饮食注意事项	6	老年人常见疾病的症状、诊断和治疗	多媒体授课、PPT
4	模块四 老年人心理学基础知识	1. 老年人的心理发展特点和常见心理问题 2. 老年人的认知功能和情绪状态评估 3. 老年人的心理健康维护和心理干预方法	4	老年人的心理发展特点和常见心理问题	多媒体授课、PPT
5	模块五 老年人社会学基础知识	1. 老年人的社会角色和社会支持网络 2. 老年人的家庭关系和社区环境 3. 老年人的社会福利和权益保障	4	老年人的家庭关系和社区环境	多媒体授课、PPT
6	模块六 老年人能力评估标准和工具	1. 老年人能力评估的国家标准和行业标准 2. 常用的老年人能力评估工具及其使用方法 3. 评估结果的分析和解读	6	常用的老年人能力评估工具及其使用方法	多媒体授课、PPT
7	模块七 老年人能力评估报告撰写和应用	1. 老年人能力评估报告的撰写格式和要求 2. 评估报告在养老服务中的应用和案例分析	4	评估报告在养老服务中的应用和案例分析	多媒体授课、PPT

续表

序号	模块内容	教学内容	建议学时	重点难点	教学方法和手段
8	模块八 老年人能力评估	1. 日常生活活动能力评估 2. 认知能力和精神状态评估 3. 感知觉与沟通评估 4. 社会参与能力评估	8	日常生活活动能力评估 感知觉与沟通评估	多媒体授课、PPT
9	模块九 等级评定	1. 能力等级分析和评定 2. 评估报告撰写	4	评估报告撰写	多媒体授课、PPT
10	模块十 环境评估	1. 家庭环境评估 2. 社区环境评估	4	家庭环境评估	多媒体授课、PPT
11	模块十一 需求评估	1. 照护服务需求 2. 社会参与服务需求	4	照护服务需求	多媒体授课、PPT
12	模块十二 健康教育	1. 健康宣教 2. 风险教育	4	健康宣教	多媒体授课、PPT
合计			56		

2. 实践模块培训内容及时间安排

序号	模块内容	教学内容	建议学时	重点难点	教学方法和手段
1	模块一 评估工具的实际操作	1. 组织学员进行常用评估工具的实际操作练习,如日常生活活动能力评估量表、认知功能评估量表等 2. 教师现场指导,纠正学员的操作错误,确保学员熟练掌握评估工具的使用方法	6	组织学员进行常用评估工具的实际操作练习	面试教学、上机操作
2	模块二 模拟评估案例分析	1. 提供多个模拟评估案例,组织学员进行分组讨论和分析。 2. 每个小组推选代表进行案例汇报,教师进行点评和总结。 3. 通过案例分析,培养学员的综合评估能力和问题解决能力。	6	每个小组推选代表进行案例汇报,教师进行点评和总结	面试教学、上机操作

续表

序号	模块内容	教学内容	建议学时	重点难点	教学方法和手段
3	模块三 实地评估实践	1. 安排学员到养老机构或社区进行实地评估实践，在真实环境中对老年人进行能力评估。 2. 教师跟随指导，对学员的实践操作进行现场评估和反馈	6	安排学员到养老机构或社区进行实地评估实践	面试教学、上机操作
4	模块四 等级评定	1. 安排学员对老年人能力评估结果进行等级评定 2. 教师跟随指导，对学员的实践操作进行现场评估和反馈	4	安排学员对老年人能力评估结果进行等级评定	面试教学、上机操作
5	模块五 环境评估	1. 安排学员对养老社区进行评估 2. 安排学员对家庭环境进行评估 3. 教师跟随指导，对学员的实践操作进行现场评估和反馈	4	安排学员对家庭环境进行评估	面试教学、上机操作
6	模块六 需求评估	1. 安排学员对照护服务需求进行评估 2. 安排学员对社会参与服务需求进行评估 3. 教师跟随指导，对学员的实践操作进行现场评估和反馈	4	安排学员对照护服务需求进行评估	面试教学、上机操作
7	模块七 健康教育	1. 安排学员实施健康宣教 2. 安排学员实施风险教育 3. 教师跟随指导，对学员的实践操作进行现场评估和反馈	4	安排学员实施健康宣教	面试教学、上机操作
合计			34		

六、培训方式

（1）集中授课：邀请专家和资深教师进行理论知识的讲解和实践技能的示范。

(2)案例分析:通过实际案例的分析和讨论,加深学员对老年人能力评估的理解和应用。

(3)实践操作:组织学员进行评估工具的实际操作和模拟评估练习,提高学员的实践技能水平。

(4)小组讨论:组织学员进行小组讨论,促进学员之间的交流和合作,共同解决问题。

(5)实地考察:安排学员到养老机构或社区进行实地考察和评估实践,增强学员实际工作能力。

七、培训师资

邀请具有丰富的老年人能力评估理论知识和实践经验的专家、学者、资深评估师等担任培训教师。

八、考核方式

(1)理论考试:采用闭卷考试的方式,考核学员对老年人能力评估理论知识的掌握程度。

(2)实践考核:要求学员在规定时间内完成对老年人的能力评估并撰写评估报告,考核学员的实践操作技能和评估报告撰写能力。

(3)综合评定:根据理论考试和实践考核的成绩,结合学员在培训期间的表现,对学员进行综合评定,成绩合格者颁发老年人能力评估师职业技能等级认定证书。

九、培训费用

培训费用包括教材费、师资费、场地费等。

十、考核及成绩评定方式

（1）考核方式：考查。

（2）成绩评定办法如下。

①成绩评定构成。

总成绩 = 考勤 × 5% + 课堂测验 × 20% + 实践操作 × 25% + 考试成绩 × 50%

②成绩评定细则。

根据课堂表现、实验报告、课堂实践、上机考试以及实操过程中解决实际问题的能力，进行综合考核。

（3）考核内容。

①平时成绩（占比 25%）：包含课堂测验、考勤等。

②实践成绩（占比 25%）：包含实践完成情况、实验报告等。

③考试成绩（占比 50%）：建议采用上机考试。

十一、教材及参考资料

人力资源社会保障部教材办公室组织编写，《老年人能力评估师（基础知识）》，北京，中国劳动社会保障出版社，2023 年。

人力资源社会保障部教材办公室组织编写，《老年人能力评估师（三级 二级 一级）》，北京，中国劳动社会保障出版社，2022 年。

第二章

老年人能力评估师职业技能等级认定概况

第一节　老年人能力评估师职业技能等级认定基本情况

一、职业技能等级认定简介

（1）职业技能等级认定是以《老年人能力评估师》国家职业标准 2023 版为依据，对从业者的专业知识和技能水平进行客观公正、科学规范的评价与认证。

（2）按照有关规定，从事或准备从事老年人能力评估师技术职业（工种）的人员，在满足申报条件下都可以申报参加职业技能等级认定。

（3）国家职业技能等级认定一般分为理论知识考试和操作技能考核。理论知识考试一般采用闭卷笔试方式，操作技能考核多采用现场实际操作、模拟实训、现场问答、笔试答卷等方式。技师以上级别还须进行综合评审。

（4）国家职业技能等级认定理论知识考试和操作技能考核均实行百分制，成绩皆达 60 分以上者为合格。

（5）通过老年人能力评估师职业技能等级认定考试获取证书者，可获得老年人能力评估师职业资格证书。此证书作为从业者专业知识和职业技能水平的证明，是进入就业岗位的凭证。

二、老年人能力评估师申报条件

具备以下条件之一者，可申报三级/高级工（注 1）。

（1）累计从事本职业或相关职业（注 2）工作满 10 年。

（2）取得相关职业四级/中级工职业资格（职业技能等级）证书后，累计从事本职业或相关职业工作满 4 年。

（3）取得符合专业对应关系的初级职称（专业技术人员职业资格）后，累计从事本职业或相关职业工作满 1 年。

（4）取得本专业（注 3）或相关专业（注 4）的技工院校高级工班及以上毕业证书（含在读应届毕业生）。

(5)取得相关职业四级/中级工职业资格(职业技能等级)证书,并取得高等职业学校、专科及以上普通高等学校本专业或相关专业毕业证书(含在读应届毕业生)。

(6)取得经评估论证的高等职业学校、专科及以上普通高等学校本专业或相关专业毕业证书(含在读应届毕业生)。

注:1、2、3、4的内容选自2023年版《老年人能力评估师》国家职业标准中的申报条件、相关职业、本专业、相关专业。

三、老年人能力评估师职业技能等级认定考试权重表

1. 理论知识权重表

理论知识权重表反映了基础知识和相关知识的各项内容所占的比重,现以三级/高级工为例,列举出各项指标在理论知识中所占的权重。权重表是编辑理论知识鉴定要素细目表的主要依据。理论知识权重表见表2-1。

表2-1 理论知识权重表

项目		三级/高级工(%)
基本知识	职业道德	5
	基础知识	15
相关知识要求	评估准备	10
	信息采集与管理	15
	能力评估	20
	等级评定	10
	环境评估	10
	需求评估	10
	健康教育	5
合计		100

注:选自国家职业标准《老年人能力评估师》(2023年版)中的理论知识权重表。

2. 理论知识考试取值范围

基础知识和相关知识为理论部分,其选择依据来自国家职业标准《老年人能

力评估师》（2023 年版）。如图 2-1、图 2-2 所示。

2.1 职业道德 2.1.1 职业道德基本知识 2.1.2 职业守则 2.2 基础知识 2.2.1 老年人能力评估基础知识 2.2.2 老人医学基础知识 2.2.3 康复学基础知识 2.2.4 其他相关知识 2.2.5 安全基础知识 2.2.6 相关法律、法规知识

图 2-1　基础知识

职业功能	工作内容	技能要求	相关知识要求
	1.1 资料准备	1.1.1 能依据评估规范要求核对被评估人身份、地址、家属或照护人等基本信息 1.1.2 能收集被评估人预约评估、过往评估或复评（核）有关信息 1.1.3 能根据评估需要选择相应的评估量表、评估系统、特殊事项记录单（表）和评估报表	1.1.1 信息鉴别与核实原则、方式和方法 1.1.2 信息采集原则、方式和方法 1.1.3 老年人能力评估标准与量表应用知识和方法

图 2-2　相关知识

基础知识来源于标准中的基本理论部分，相关知识来源于工作内容中的相关知识要求部分。基础知识主要是学员应掌握的基础理论知识，而相关知识是结合某个功能模块所配备的相关理论知识。

3. 技能要求权重表

技能要求权重表反映了操作技能的各项内容所占的比重，现以三级/高级工为例，列举出各项指标在技能要求中所占的比重。比重表是编辑考核内容结构表的主要依据。技能要求权重表见表 2-2。

表 2-2　技能要求权重表

项目		三级/高级工（%）
相关知识要求	评估准备	10
	信息采集与管理	15
	能力评估	30
	等级评定	15
	环境评估	10
	需求评估	10
	健康教育	10
合计		100

注:选自《老年人能力评估师》(2023 年版)国家职业标准中的技能要求权重表。

4. 技能要求考核取值范围

操作技能为实际操作部分,其选择依据来自《老年人能力评估师》(2023 年版),如图 2-3 所示。

职业功能	工作内容	技能要求	相关知识要求
	1.1 资料准备	1.1.1 能依据评估规范要求核对被评估人身份、地址、家属或照护人等基本信息 1.1.2 能收集被评估人预约评估、过往评估或复评(核)有关信息 1.1.3 能根据评估需要选择相应的评估量表、评估系统、特殊事项记录单(表)和评估报表	1.1.1 信息鉴别与核实原则、方式和方法 1.1.2 信息采集原则、方式和方法 1.1.3 老年人能力评估标准与量表应用知识和方法

图 2-3　技能操作

操作技能来源于职业标准中的技能要求部分,技能要求列举了学员应具备的基本操作技能。

第二节　老年人能力评估师职业技能等级认定考试题库简介、编写和录入

一、题库的意义

开发老年人能力评估师职业技能等级认定考试题库的目的是规范职业技能等级认定行为,保证职业技能等级认定质量。

以天津市老年人能力评估师职业技能等级认定行为为标准,辐射全国并推广,为从业者择业就业提供公平、客观的能力水平评价。具体意义如下。

(1)规范考核标准。确保评估师的考核有统一、明确的内容和要求,使职业技能等级认定更加规范、公正。

（2）提升专业水平。引导评估师不断学习和掌握专业知识与技能，促进整个行业专业水平的提高。

（3）保障服务质量。通过严格的考核筛选出合格的评估师，从而保证为老年人提供高质量的评估服务。

（4）促进人才培养。为评估师的培养提供具体的目标和方向，有利于针对性地开展培训工作。

（5）增强行业认可度。有助于提升老年人能力评估行业的权威性和社会认可度。

（6）建立职业标准。建立职业标准是构建完善职业技能等级认定体系的重要组成部分，有助于确立该职业的标准和规范。

（7）推动行业发展。激励评估师不断进步，推动老年人能力评估行业持续健康发展。

（8）保证评估一致性。使不同地区、不同机构的评估师在考核时具有一致性，保证评估结果的可比性。

（9）衔接教育培训。与教育培训环节紧密衔接，使培训内容更贴合实际考核需求。

（10）维护老年人权益。合格的评估师能更好地为老年人进行准确评估，维护老年人的各项权益。

二、题库的主要内容

老年人能力评估师职业技能等级认定考试题库内容包含两部分，即理论知识题库和技能操作题库。具体内容如下。

（1）老年人基本生理知识。如身体各系统的特点、常见疾病表现等。

（2）心理与认知评估。包括常见心理问题的识别、认知功能测试方法等。

（3）日常生活活动能力评估。进食、穿衣、洗漱、如厕等方面的评估要点和标准。

（4）运动功能评估。肢体活动能力、平衡能力等的评估技术。

（5）沟通技巧与方法。与老年人及其家属有效沟通的技能。

(6)评估工具的使用。如各种量表、测试的具体操作和解读。

(7)社会支持系统评估。对老年人家庭、社区等支持资源的了解和评估。

(8)康复与照护知识。基本的康复理念、照护要点和注意事项。

(9)伦理与法律知识。相关的伦理原则和法律法规要求。

(10)评估报告撰写规范。报告的格式、内容要求等。

(11)案例分析。通过实际案例考查对评估知识和技能的综合运用能力。

(12)职业素养和职业道德。评估师应具备的职业品质和道德准则。

(13)紧急情况处理。面对老年人突发状况的应对措施和处理方法。

(14)相关政策法规。涉及养老服务、老年人权益保障等方面的政策法规。

三、题库的命题依据和命题原则

1. 命题依据

老年人能力评估师职业技能等级认定考试题库的命题参照国家职业标准《老年人能力评估师》(2023年版)及老年人能力管理师相关培训教材。

2. 命题原则

能够反映职业活动对从业人员的知识水平和技能要求,做到不出偏题、怪题。操作技能命题可参照民政部《老年人能力评估规范》(GB/T 42195—2022)的内容。

四、题库组卷方式

1. 理论知识考试组卷方式

老年人能力评估师理论知识试卷的组成如下。

(1)确定考试时长和总分:比如规定考试时间为90分钟,总分100分。

(2)划分题型比例:例如单项选择题占60%,多项选择题占10%,判断题占30%。

(3)按章节分配题目:根据理论知识的各个章节重要程度,合理分配不同章节的题目数量。

（4）难易程度搭配：确保试卷中有一定比例的基础题、中等难度题和较难题，一般可按 6∶3∶1 的比例安排。

（5）设置题量：根据题型比例和总分计算每种题型的具体题量，如单项选择题 60 道，多项选择题 10 道，判断题 30 道。

（6）随机抽选题目：从题库中按照上述要求随机抽取相应的题目组成试卷。

（7）审核调整：对组好的试卷进行审核，检查是否有重复、表述错误或不合理的题目，并进行适当调整。

（8）确定试卷编号和版本：为试卷赋予唯一编号和版本信息，便于管理和使用。

理论知识鉴定要素细目表中的各项汇合总分为 100 分，每 1 分对应 2 个鉴定点，总计 200 个鉴定点，通常每个鉴定点配置单选题 3 道、多选题 2 道、判断题 2 道。题库总计 1 400 道题。

这些试题的作用是进行职业技能等级认定考试组卷，每套考卷 120 道题，其中，单选题 80 道（每道 0.8 分），多选题 10 道（每道 1.2 分），判断题 30 道（每道 0.8 分）。

2. 技能操作考试组卷流程

老年人能力评估师技能操作考试的组卷流程如下。

（1）确定考试内容和比重：明确技能操作考试的具体内容，如评估工具使用、评估流程等，并确定各项内容在考试中所占的比重。

（2）制定考试大纲：根据考试内容和比重，制定详细的考试大纲，明确每个考点的具体要求和评分标准。

（3）选择合适的题型：根据考试大纲，选择合适的题型，如实际操作题、案例分析题等。

（4）确定题量和分值：根据考试时间和题型，确定题量和每题的分值。

（5）编写题目：按照考试大纲和题型要求，编写具体的题目。编写时要注意语言表达准确、清晰，操作步骤详细、合理。

（6）审核和修订：对编写好的题目进行审核和修订，确保题目的准确性、合理性和科学性。

（7）组卷：根据考试大纲和题型要求，将审核通过的题目组成试卷。每套考卷含 7 道题〔依据《老年人能力评估师》（2023 年版）〕组卷时要注意题目分布均匀、难易程度适中。配分和考试时间参照技能考核内容结构表。

(8)制定评分标准:针对每种题型,制定详细的评分标准,确保评分的公正、客观。

(9)审核和调整:对组好的试卷和评分标准进行审核,根据审核意见进行调整和完善。

五、题库编写格式

1. 单选题编写格式

单选题鉴定点基本构成要素包括:鉴定点代码、题型代码、难度代码、题干引导符号、一致性代码、选项代码(避免用自动编号)、答案引导符号、标准答案。试题正文是以{A}开始的新行,试题答案是以{B}开始的新行,选择题空标志{.XZ},选择项是以(A)(B)(C)(D)开始的新行选项后无句号无空格。选择括号为英文半角,中文全角无法识别。如图 2-4 所示。

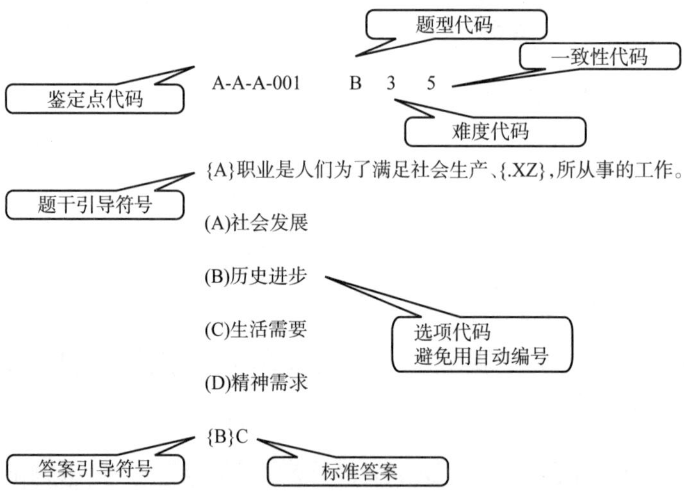

图 2-4　单选题鉴定点基本构成

2. 判断题编写格式

判断题鉴定点基本构成要素包括:题干引导符号、答案引导符号、标准答案。试题正文是以{A}开始的新行,试题答案是以{B}开始的新行。如图 2-5 所示。

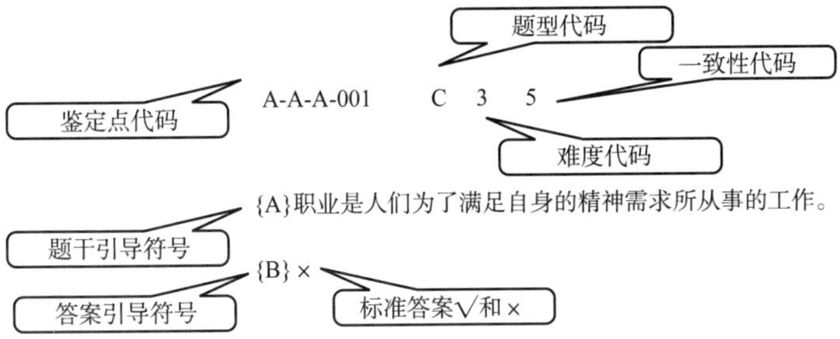

图 2-5　判断题鉴定点基本构成

3. 多选题编写格式

多选题鉴定点基本构成要素包括：题干引导符号、选项代码（避免用自动编号）、答案引导符号、标准答案。试题正文是以{A}开始的新行，试题答案是以{B}开始的新行，选择题空标志{.XZ}，选择项是以（A）（B）（C）（D）（E）开始的新行选项后无句号无空格。选择括号为英文半角，中文全角无法识别。如图 2-6 所示。

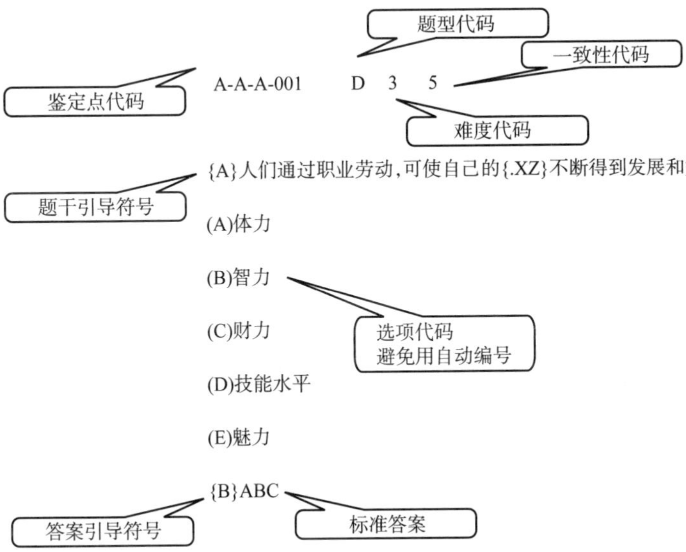

图 2-6　多选题鉴定点基本构成

六、题库编写步骤

1. 创建老年人能力评估师理论知识鉴定要素细目表

老年人能力评估师理论知识鉴定要素细目表是根据国家职业标准《老年人能力评估师》（2023 版）的相关知识编写的。

首先,编辑老年人能力评估师理论知识技能等级认定要素细目表,如表 2-3 所示。

表 2-3 老年人能力评估师理论知识技能等级认定要素细目表

职业:老年人能力评估师 级别:三级 鉴定方式:理论知识 页码:1

鉴定范围						鉴定点		
一级		二级		三级		代码	名称	重要程度
名称 代码 重要程度 比例	鉴定 比重	名称代码 重要程度 比例	鉴定 比重	名称 代码 重要程度 比例	鉴定 比重			
		职业道德 A (10:00:00)		职业道德 基本知识 A (04:00:00)	2	001	道德的概念	X
						002	职业道德的表现形式	X
						003	职业纪律的表现形式	X
						004	勤劳节俭的具体体现	X

2. 老年人能力评估师职业技能等级认定考试题库编写的一般步骤

(1)明确目标和要求。确定题库要达到的鉴定标准、适用范围等。

(2)组建编写团队。挑选具备专业知识、实践经验和编写能力的人员。

(3)收集资料。广泛收集老年人能力评估相关的教材、标准、法规、研究成果等。

(4)制定大纲。根据鉴定要点和知识点,梳理出详细的大纲。

(5)设计题型。确定各种题型,如单选题、判断题、多选题等。

(6)编写题目。依据大纲和题型,编写具体的题目。确保题目表述清晰、准确,无歧义。

(7)审核题目。由专家团队对编写的题目进行审核,检查准确性、科学性、合理性。

(8)修改完善。根据审核意见对题目进行修改和完善。

(9)组织试测。选取一定样本进行试测,收集反馈。

(10)根据试测结果调整。分析试测数据,对不合适的题目进行调整或替换。

(11)规范格式。统一题目格式,包括字体、字号、排版等。

(12)建立题库管理系统。方便存储、检索、更新题库。

（13）定期更新。随着行业发展和知识更新，及时对题库进行补充和修订。

七、考试题录入格式

理论知识试题通常采用计算机录入，然后依据单选题、多选题、判断题在组卷中所占据的比例及理论知识技能等级认定要素细目表中各要素的分值配比进行自动组卷。技能操作试题也采用计算机录入，然后根据考核内容结构表进行自动组卷。具体操作如下。

（1）题目编号：[具体编号]。

（2）题目类型：（如单选题、判断题、多选题等）。

（3）题干：[详细的题目内容]。

（4）选项 A：[具体内容]。

（5）选项 B：[具体内容]。

（6）选项 C：[具体内容]。

（7）选项 C：[具体内容]。

（8）答案：[正确答案]。

（9）解析：[对答案的详细解释，包括相关知识点等]。

第三节　老年人能力评估师职业技能等级认定考试复习注意事项

一、考试复习规划

1. 复习要点

参加老年人能力评估师职业技能等级认定考试的人员，其考核的范围主要是老年人能力评估师的职业技能题库。理论知识试卷的组卷依据是题库中的 1 400 道题，技能操作试卷组卷源于七大模块（每个模块编写 8 道试题）。本书配备了200道理论知识模拟题和1套理论知识试卷以及由7道题构成的技能操作试卷。

2. 复习依据

老年人能力评估师职业技能等级认定考试题库,本书提供的模拟题和模拟试卷,以及职业鉴定点解析。

3. 调整心态

考生应保持良好的心态,戒骄戒躁是取得好成绩的因素之一。复习时要劳逸结合,注意身体和心理状态调节。考核前,按职业技能等级认定机构通知,做好相应准备,如参加职业技能等级认定考试必须携带的证件、用具、模特等,避免由于准备不足而影响正常发挥。

二、考试复习注意事项

(1)紧扣大纲。仔细研究考核大纲,明确重点和考点,确保复习全面且有针对性。

(2)系统梳理知识。将各个知识点进行系统整理,形成清晰的知识框架。

(3)重视实践操作。熟练掌握评估工具的使用方法、熟悉评估流程。

(4)多做练习题。通过做题来检验和巩固所学知识。

(5)分析错题。认真分析做错的题目,找出自己的薄弱环节并加以强化。

(6)关注案例分析。提升对实际案例的分析和处理能力。

(7)重温标准规范。如评估标准、报告撰写规范等,确保准确执行。

(8)强化记忆。对于重要的概念、原则等要加强记忆。

(9)结合实践经验。如果有实践机会,要将复习内容与实际经验相结合。

(10)合理安排时间。制订科学的复习计划,合理分配时间,避免前松后紧。

(11)交流讨论。与同行或老师进行交流讨论,拓宽思路和视野。

(12)保持良好心态。积极乐观面对复习和考核,避免过度紧张。

(13)及时更新知识。关注行业最新动态和知识更新,确保复习内容不过时。

(14)模拟考试环境。在复习后期进行模拟考试,适应考试氛围和节奏。

(15)注意细节。在复习过程中注重细节,避免因小失大。

第三章

老年人能力评估师理论知识考试复习指导

第一节　理论知识鉴定要素细目表及试卷生成

一、理论知识鉴定要素细目表结构组成

理论知识鉴定要素细目表的结构鉴定范围和鉴定点，鉴定范围分为三级，其中每级下属分为名称代码、重要程度比例。鉴定点分为三项，即代码、名称、重要程度。一级包括基础知识和相关知识；二级对应标准中的工作内容；三级对应基础知识中的各项和相关知识要求。理论知识鉴定要素细目表见表 3-1。

表 3-1　老年人能力评估师理论知识鉴定要素细目表

职业：老年人能力评估师　　级别：三级　　鉴定方式：理论知识　　页码：1

<table>
<tr><th colspan="6">鉴定范围</th><th colspan="3">鉴定点</th></tr>
<tr><th colspan="2">一级</th><th colspan="2">二级</th><th colspan="2">三级</th><th rowspan="2">代码</th><th rowspan="2">名称</th><th rowspan="2">重要程度</th></tr>
<tr><th>名称代码重要程度比例</th><th>鉴定比重</th><th>名称代码重要程度比例</th><th>鉴定比重</th><th>名称代码重要程度比例</th><th>鉴定比重</th></tr>
<tr><td rowspan="10">基本要求
A
(10:00:00)</td><td rowspan="10">5</td><td rowspan="10">职业道德
A
(10:00:00)</td><td rowspan="10">5</td><td rowspan="4">职业道德基本知识
A
(04:00:00)</td><td rowspan="4">2</td><td>001</td><td>职业的概念</td><td>X</td></tr>
<tr><td>002</td><td>职业道德的概念</td><td>X</td></tr>
<tr><td>003</td><td>职业纪律的表现形式</td><td>X</td></tr>
<tr><td>004</td><td>职业道德的具体体现</td><td>X</td></tr>
<tr><td rowspan="6">职业守则
B
(06:00:00)</td><td rowspan="6">3</td><td>001</td><td>独立、客观、公正的基本概念</td><td>X</td></tr>
<tr><td>002</td><td>遵纪守法、诚实守信的具体内涵</td><td>X</td></tr>
<tr><td>003</td><td>科学、严谨、专业、规范的具体内容</td><td>X</td></tr>
<tr><td>004</td><td>对老人友善、理解尊重的表现形式</td><td>X</td></tr>
<tr><td>005</td><td>热情服务、勤勉尽责的表现形式</td><td>X</td></tr>
<tr><td>006</td><td>以人为本、保护隐私的具体体现</td><td>X</td></tr>
</table>

续表

<table>
<tr><th colspan="6">鉴定范围</th><th colspan="3">鉴定点</th></tr>
<tr><th colspan="2">一级</th><th colspan="2">二级</th><th colspan="2">三级</th><th rowspan="2">代码</th><th rowspan="2">名称</th><th rowspan="2">重要程度</th></tr>
<tr><th>名称代码
重要程度
比例</th><th>鉴定比重</th><th>名称代码
重要程度
比例</th><th>鉴定比重</th><th>名称代码
重要程度
比例</th><th>鉴定比重</th></tr>
<tr><td rowspan="14">基本要求
A
(11:03:00)</td><td rowspan="14">7</td><td rowspan="14">基础知识
B
(11:03:00)</td><td rowspan="14">7</td><td rowspan="6">老年人能力评估基础知识
A
(04:02:00)</td><td rowspan="6">3</td><td>001</td><td>老年人能力评估工作概述</td><td>X</td></tr>
<tr><td>002</td><td>老年人能力评估指标</td><td>X</td></tr>
<tr><td>003</td><td>老年人能力评估工作相关表单</td><td>X</td></tr>
<tr><td>004</td><td>老年人能力评估量表应用基础知识</td><td>Y</td></tr>
<tr><td>005</td><td>老年人能力评估工具应用基础知识</td><td>X</td></tr>
<tr><td>006</td><td>老年人能力维护与康复基础知识</td><td>Y</td></tr>
<tr><td rowspan="6">老年医学基础知识
B
(05:01:00)</td><td rowspan="6">3</td><td>001</td><td>老年人综合评估基本内容</td><td>X</td></tr>
<tr><td>002</td><td>老年人的基础常见病</td><td>X</td></tr>
<tr><td>003</td><td>老年人慢性病管理的临床意义</td><td>X</td></tr>
<tr><td>004</td><td>老年人常用药物的使用方法</td><td>X</td></tr>
<tr><td>005</td><td>老年人的临床急救方法</td><td>X</td></tr>
<tr><td>006</td><td>老年人健康管理的临床意义</td><td>Y</td></tr>
<tr><td rowspan="2">康复学基础知识
C
(02:00:00)</td><td rowspan="2">1</td><td>001</td><td>老年人自理生活能力训练的基础方法</td><td>X</td></tr>
<tr><td>002</td><td>老年人认知功能训练的基础知识</td><td>X</td></tr>
</table>

续表

鉴定范围						鉴定点		
一级		二级		三级		代码	名称	重要程度
名称代码 重要程度 比例	鉴定比重	名称代码 重要程度 比例	鉴定比重	名称代码 重要程度 比例	鉴定比重			
基本要求 A （15∶01∶00）	8	基础知识 B （15∶01∶00）	8	康复学基础知识 C （02∶00∶00）	1	003	老年人听力语言功能训练的基础方法	X
						004	中西医结合康复治疗的基础知识	X
				安全基础知识 D （04∶00∶00）	2	001	消防安全基础知识	X
						002	人身安全基础知识	X
						003	公共安全基础知识	X
						004	网络安全基础知识	X
				相关法律法规知识 E （04∶00∶00）	2	001	老年人权益保障法的法律知识	X
						002	医疗卫健促进法、社会保险法的法律知识	X
						003	劳动法、劳动合同法的法律知识	X
						004	民法、消防法的法律知识	X
				其他相关知识 F （05∶01∶00）	3	001	心理健康的相关知识	X
						002	我国老年人社会服务项目	X
						003	信息的相关知识	X
						004	伦理学的相关知识	Y
						005	沟通的相关知识	X
						006	人工智能的相关知识	X

续表

鉴定范围						鉴定点		
一级		二级		三级		代码	名称	重要程度
名称代码重要程度比例	鉴定比重	名称代码重要程度比例	鉴定比重	名称代码重要程度比例	鉴定比重			
相关知识 B（16∶04∶00）	10	评估准备 A（16∶04∶00）	10	资料准备 A（06∶02∶00）	4	001	信息鉴别与核实的内容	X
						002	信息鉴别与核实的原则	X
						003	信息鉴别与核实的方式和方法	Y
						004	信息采集的范围	X
						005	信息采集的原则	Y
						006	信息采集的方式和方法	X
						007	老年人能力评估的基本信息	X
						008	老年人能力评估标准	X
				工具准备 B（07∶01∶00）	4	001	老年人能力评估工具	X
						002	老年人能力评估工具的检测	X
						003	身体基础检测设备的种类	X
						004	身体基础检测设备的选用及注意事项	Y
						005	系统软件的安装	X
						006	系统软件的调试	X
						007	老年人综合评估工具标准	X
						008	老年人健康评估的方法	X
				环境准备 C（03∶01∶00）	2	001	老年人能力评估环境的标准	X
						002	老年人能力评估环境的协调	X
						003	老年人能力评估环境的布置要点	X
						004	老年人能力评估环境的注意事项	Y

续表

<table>
<tr><th colspan="6">鉴定范围</th><th colspan="3">鉴定点</th></tr>
<tr><th colspan="2">一级</th><th colspan="2">二级</th><th colspan="2">三级</th><th rowspan="2">代码</th><th rowspan="2">名称</th><th rowspan="2">重要程度</th></tr>
<tr><th>名称代码
重要程度
比例</th><th>鉴定比重</th><th>名称代码
重要程度
比例</th><th>鉴定比重</th><th>名称代码
重要程度
比例</th><th>鉴定比重</th></tr>
<tr><td rowspan="8">相关知识
B
（06：02：00）</td><td rowspan="8">4</td><td rowspan="8">信息采集与管理
B
（06：02：00）</td><td rowspan="8">4</td><td rowspan="8">信息采集
A
（06：02：00）</td><td rowspan="8">4</td><td>001</td><td>身份信息采集的基本原则</td><td>X</td></tr>
<tr><td>002</td><td>身份信息采集的具体内容</td><td>X</td></tr>
<tr><td>003</td><td>信息采集的询问方法及顺序</td><td>X</td></tr>
<tr><td>004</td><td>信息采集的注意事项</td><td>Y</td></tr>
<tr><td>005</td><td>生命体征的定义及测量方法</td><td>X</td></tr>
<tr><td>006</td><td>生命体征信息采集的注意事项</td><td>X</td></tr>
<tr><td>007</td><td>老年人居住情况采集的基础知识</td><td>X</td></tr>
<tr><td>008</td><td>老年人医疗费用支付方式采集的基础知识</td><td>Y</td></tr>
</table>

续表

鉴定范围						鉴定点		
一级		二级		三级		代码	名称	重要程度
名称代码 重要程度 比例	鉴定比重	名称代码 重要程度 比例	鉴定比重	名称代码 重要程度 比例	鉴定比重			
相关知识 B （17∶05∶00）	11	信息采集与管理 B （17∶05∶00）	11	信息采集 A （06∶02∶00）	4	009	老年人经济来源采集的基础知识	X
						010	痴呆症状采集信息的基础知识	X
						011	精神疾病采集信息的基础知识	X
						012	事件信息采集的目的	Y
						013	事件信息采集的基本原则	X
						014	事件信息采集的注意事项	X
						015	事件信息采集的方法与技巧	Y
						016	事件信息采集的存储方法	X
				信息管理 B （11∶03∶00）	7	001	基本信息填写的方法	X
						002	基本信息填写的具体要求	X
						003	信息数据的基本概念	Y
						004	信息数据的分类和特点	X
						005	信息数据的整理和存储	X
						006	信息数据的安全管理	X
						007	系统数据的更新和管理	X
						008	系统数据的应用	X
						009	计算机的基本使用	X
						010	信息分类归档的概念和意义	Y
						011	信息分类归档的基本要求	X
						012	信息归档的分类	X
						013	信息分类归档的管理原则	X
						014	大数据时代下的信息应用	Y

续表

<table>
<tr><th colspan="6">鉴定范围</th><th colspan="3">鉴定点</th></tr>
<tr><th colspan="2">一级</th><th colspan="2">二级</th><th colspan="2">三级</th><th rowspan="2">代码</th><th rowspan="2">名称</th><th rowspan="2">重要程度</th></tr>
<tr><th>名称代码
重要程度
比例</th><th>鉴定比重</th><th>名称代码
重要程度
比例</th><th>鉴定比重</th><th>名称代码
重要程度
比例</th><th>鉴定比重</th></tr>
<tr><td rowspan="12">相关知识
B
（11：01：00）</td><td rowspan="12">6</td><td rowspan="12">能力评估
C
（11：01：00）</td><td rowspan="12">6</td><td rowspan="12">日常生活活动能力评估
A
（11：01：00）</td><td rowspan="12">6</td><td>001</td><td>老年人进食能力评估的方法</td><td>X</td></tr>
<tr><td>002</td><td>老年人洗澡能力评估的方法</td><td>X</td></tr>
<tr><td>003</td><td>老年人修饰能力评估的方法</td><td>X</td></tr>
<tr><td>004</td><td>老年人穿衣能力评估的方法</td><td>Y</td></tr>
<tr><td>005</td><td>老年人大便控制能力评估的方法</td><td>X</td></tr>
<tr><td>006</td><td>老年人小便控制能力评估的方法</td><td>X</td></tr>
<tr><td>007</td><td>老年人如厕能力评估的方法</td><td>X</td></tr>
<tr><td>008</td><td>老年人床椅间转移能力评估的方法</td><td>X</td></tr>
<tr><td>009</td><td>老年人平地行走能力评估的方法</td><td>X</td></tr>
<tr><td>010</td><td>老年人上、下楼梯能力评估的方法</td><td>X</td></tr>
<tr><td>011</td><td>老年人日常生活活动能力评估指标</td><td>X</td></tr>
<tr><td>012</td><td>老年人日常生活活动能力评估注意事项</td><td>X</td></tr>
</table>

续表

鉴定范围						鉴定点		
一级		二级		三级		代码	名称	重要程度
名称代码 重要程度 比例	鉴定比重	名称代码 重要程度 比例	鉴定比重	名称代码 重要程度 比例	鉴定比重			
相关知识 B (10:02:00)	6	能力评估 C (10:02:00)	6	认知能力和精神状态评估 B (10:02:00)	6	001	认知和认知功能的概述	X
						002	认知功能评估的目的和方式	X
						003	认知障碍的表现	X
						004	认知功能评定的实施方法	Y
						005	老年人常见情绪异常的表现	X
						006	老年人出现冲动攻击行为的原因	X
						007	抑郁的概念	X
						008	老年人抑郁症的心理预防	X
						009	老年人焦虑的概述	Y
						010	谵妄的定义	X
						011	老年人行为异常的识别	X
						012	人格改变的概述	X

续表

鉴定范围						鉴定点		
一级		二级		三级		代码	名称	重要程度
名称代码重要程度比例	鉴定比重	名称代码重要程度比例	鉴定比重	名称代码重要程度比例	鉴定比重			
相关知识 B （14∶02∶00）	8	能力评估 C （14∶02∶00）	8	感知觉与沟通评估 C （09∶01∶00）	5	001	老年人意识水平评估注意事项	X
						002	老年人意识水平评估的评分标准	X
						003	老年人视力评估的概念及方法	X
						004	老年人视力检测的评分标准	Y
						005	老年人听力检测的方法	X
						006	老年人听力检测的注意事项	X
						007	老年人听力检测结果的正确解读	X
						008	老年人沟通交流能力评估的概念	X
						009	老年人沟通交流能力评估的评分标准	X
						010	老年人感知觉能力评估指标评定的原则	X
				社会参与能力评估 D （05∶01∶00）	3	001	社会参与等级划分标准和方法	X
						002	老年人生活能力评估方法	X
						003	老年人工作能力评估的方法	X
						004	老年人时间空间定向能力评估内容和方法	Y
						005	老年人人物定向能力评估内容和方法	X
						006	老年人社会交往能力评估内容和方法	X

续表

<table>
<tr><th colspan="6">鉴定范围</th><th colspan="3">鉴定点</th></tr>
<tr><th colspan="2">一级</th><th colspan="2">二级</th><th colspan="2">三级</th><th rowspan="2">代码</th><th rowspan="2">名称</th><th rowspan="2">重要程度</th></tr>
<tr><th>名称代码
重要程度
比例</th><th>鉴定比重</th><th>名称代码
重要程度
比例</th><th>鉴定比重</th><th>名称代码
重要程度
比例</th><th>鉴定比重</th></tr>
<tr><td rowspan="20">相关知识
B
(16:04:00)</td><td rowspan="20">10</td><td rowspan="20">等级评定
D
(16:04:00)</td><td rowspan="20">10</td><td rowspan="10">能力等级分析和评定
A
(08:02:00)</td><td rowspan="10">5</td><td>001</td><td>老年人一级能力指标数据</td><td>X</td></tr>
<tr><td>002</td><td>老年人能力评估等级标准原则</td><td>X</td></tr>
<tr><td>003</td><td>0 级老年人能力评估要点和原则</td><td>X</td></tr>
<tr><td>004</td><td>1 级老年人能力评估要点和原则</td><td>Y</td></tr>
<tr><td>005</td><td>2 级老年人能力评估要点和原则</td><td>X</td></tr>
<tr><td>006</td><td>3 级老年人能力评估要点和原则</td><td>X</td></tr>
<tr><td>007</td><td>4 级老年人能力评估要点和原则</td><td>X</td></tr>
<tr><td>008</td><td>能力评估等级的判定方法和注意事项</td><td>X</td></tr>
<tr><td>009</td><td>特殊事项、变更条款等因素对等级评定影响和鉴定方法</td><td>Y</td></tr>
<tr><td>010</td><td>等级评估报告的使用方法和注意事项</td><td>X</td></tr>
<tr><td rowspan="10">评估报告撰写
B
(08:02:00)</td><td rowspan="10">5</td><td>001</td><td>老年人能力等级评估报告内容</td><td>X</td></tr>
<tr><td>002</td><td>老年人能力等级评估报告要求</td><td>X</td></tr>
<tr><td>003</td><td>评估报告的书写原则</td><td>X</td></tr>
<tr><td>004</td><td>评估报告的规范要求</td><td>Y</td></tr>
<tr><td>005</td><td>评估实施过程的完整资料文件</td><td>X</td></tr>
<tr><td>006</td><td>评估实施过程完整资料的规范要求</td><td>X</td></tr>
<tr><td>007</td><td>评估人完整信息的核对</td><td>X</td></tr>
<tr><td>008</td><td>评估人完整信息确认的规范要求</td><td>X</td></tr>
<tr><td>009</td><td>评估资料整理归档的规范要求</td><td>Y</td></tr>
<tr><td>010</td><td>评估资料整理归档方法</td><td>X</td></tr>
</table>

续表

鉴定范围						鉴定点		
一级		二级		三级		代码	名称	重要程度
名称代码重要程度比例	鉴定比重	名称代码重要程度比例	鉴定比重	名称代码重要程度比例	鉴定比重			
相关知识 B （16∶04∶00）	10	环境评估 E （16∶04∶00）	10	家庭环境评估 A （08∶02∶00）	5	001	家庭环境评估概述	X
						002	家庭环境信息采集的原则	X
						003	家庭环境信息采集的方法和内容	X
						004	家庭环境的定义	Y
						005	家庭类型和结构	X
						006	家庭成员关系分析	X
						007	老年人在家庭中主要角色作用的评估	X
						008	老年人角色作用的评估目的和方法	X
						009	家庭支持的基础知识	Y
						010	家庭支持内容	X
				社区环境评估 B （08∶02∶00）	5	001	社区适老化设计概述	X
						002	社区适老化设计原则	X
						003	适老化理念基础知识	X
						004	社区配套设施适老化设计的评估	Y
						005	社区需具备的适老化设施	X
						006	社区医疗保健服务适老化设计的评估	X
						007	社区家庭照护和家政服务的适老化设计评估	X
						008	社区安全隐患相关知识	X
						009	照顾者评估的内容	Y
						010	照顾者照顾不当的判断参考	X

续表

<table>
<tr><th colspan="6">鉴定范围</th><th colspan="3">鉴定点</th></tr>
<tr><th colspan="2">一级</th><th colspan="2">二级</th><th colspan="2">三级</th><th rowspan="2">代码</th><th rowspan="2">名称</th><th rowspan="2">重要程度</th></tr>
<tr><th>名称代码
重要程度
比例</th><th>鉴定
比重</th><th>名称代码
重要程度
比例</th><th>鉴定
比重</th><th>名称代码
重要程度
比例</th><th>鉴定
比重</th></tr>
<tr><td rowspan="20">相关知识
B
（16∶04∶00）</td><td rowspan="20">10</td><td rowspan="20">需求评估
F
（16∶04∶00）</td><td rowspan="20">10</td><td rowspan="10">照护服务需求
A
（08∶02∶00）</td><td rowspan="10">5</td><td>001</td><td>老年人文化评估</td><td>X</td></tr>
<tr><td>002</td><td>老年人经济状况评估</td><td>X</td></tr>
<tr><td>003</td><td>生活质量的相关知识</td><td>X</td></tr>
<tr><td>004</td><td>社会交往的相关知识</td><td>Y</td></tr>
<tr><td>005</td><td>老年人社会参与的相关知识</td><td>X</td></tr>
<tr><td>006</td><td>老年人生产性社会参与服务需求评估概述</td><td>X</td></tr>
<tr><td>007</td><td>老年人生产性社会参与服务需求评估方法</td><td>X</td></tr>
<tr><td>008</td><td>沟通的目的</td><td>X</td></tr>
<tr><td>009</td><td>老年人社会参与的双向性</td><td>Y</td></tr>
<tr><td>010</td><td>老年人社交的相关知识</td><td>X</td></tr>
<tr><td rowspan="10">社会参与服务需求
B
（08∶02∶00）</td><td rowspan="10">5</td><td>001</td><td>失能失智老年人生活照料服务规范</td><td>X</td></tr>
<tr><td>002</td><td>失智老年人的定义</td><td>X</td></tr>
<tr><td>003</td><td>失能老年人的护理要求</td><td>X</td></tr>
<tr><td>004</td><td>失智老年人的康复服务需求</td><td>Y</td></tr>
<tr><td>005</td><td>失能老年人的康复需求概述</td><td>X</td></tr>
<tr><td>006</td><td>日常生活类辅具的相关知识</td><td>X</td></tr>
<tr><td>007</td><td>老年人的功能障碍评估相关知识</td><td>X</td></tr>
<tr><td>008</td><td>压疮的相关知识</td><td>X</td></tr>
<tr><td>009</td><td>跌倒风险评估</td><td>Y</td></tr>
<tr><td>010</td><td>康复辅具的相关知识</td><td>X</td></tr>
</table>

续表

鉴定范围						鉴定点		
一级		二级		三级		代码	名称	重要程度
名称代码重要程度比例	鉴定比重	名称代码重要程度比例	鉴定比重	名称代码重要程度比例	鉴定比重			
相关知识 B（08∶02∶00）	5	健康教育 G（08∶02∶00）	5	健康宣教 A（05∶01∶00）	3	001	健康教育的概述	X
						002	健康传播的概念	X
						003	老年衰弱的概念	X
						004	影响老年人饮食的相关因素	Y
						005	影响老年人睡眠的相关因素	X
						006	改善老年人睡眠质量的方法	X
				风险教育 B（03∶01∶00）	2	001	老年人常见安全风险	X
						002	老年人居家常遇到的安全问题	X
						003	导致老年人认知功能受损的风险因素	X
						004	导致老年人交通事故伤害的主要原因	Y

二、理论试卷构成

老年人能力评估师理论考试试题来源于理论题库，抽题方式采用计算机 ATA 考试模式（A 卷、B 卷），从 1 400 道题中，按照每个选项的百分比进行抽题（单选题、多选题、判断题）。每张考卷有 120 道题，单选题 80 道，多选题 10 道，判断题 30 道。

1. 单选题

单选题为四选一题型，即每道题设 4 个选项，其中只有 1 个选项正确，共计 80 道题。每题 0.8 分，共 64 分。

2. 多选题

多选题为五选多题型，即每道题设 5 个选项，其中有 2 个或 2 个以上选项正确，共计 10 道题。每题 1.2 分，共 12 分。

3. 判断题

判断题为正误判断题型，共计 30 道题。每题 0.8 分，共 24 分。

三、理论试卷的答题要求

1. 答题时间

依据国家职业标准《老年人能力评估师》（2023 年版），理论考试时间为 90 分钟。

2. 理论答题

理论试卷均采用客观题，单选题和多选题应将该题正确答案对应字母填写在括号内；判断题应在括号内画"√"（正确）或"×"（错误）。

3. 答题卡答题

按要求，直接在答题卡上相应的答案处填涂即可。

4. 计算机答题

按要求点击选定的答案对应字母即可。

具体答题要求，在考试前，考评人员会做详细说明。

第二节　老年人能力评估师职业道德复习要点

一、职业道德基本知识

职业道德基本知识

1. 职业的概念

职业是指人们为了获取生活来源、实现自身价值等目的而长期从事的具有一定专业性、稳定性和规范性的社会分工活动。

职业具有以下特点。

（1）专业性。需要具备特定的知识、技能和能力。

（2）稳定性。在一定时期内相对固定，不会频繁变动。

（3）规范性。有相应的行业标准、职业道德和行为准则。

（4）社会性。与社会的发展和需求密切相关，对社会运转起着重要作用。

职业是人们在社会中扮演的重要角色，对个人的发展和社会的进步都有着深远影响。

2. 职业道德的概念

职业道德是指从事一定职业的人们在特定的工作中以其内心信念和特殊社会手段来维系的，以善恶进行评价的心理意识、行为原则和行为规范的总和。

职业道德具有鲜明的职业性、具体化和多样化、相对稳定性和连续性等特点。良好的职业道德能促使从业人员自觉履行职业责任、规范自身行为、维护职业声誉、提升职业形象、保障职业活动的顺利进行，同时也有助于推动整个行业和社会的良性发展。不同职业有其独特的职业道德要求和准则。

3. 职业纪律的表现形式

（1）规章制度。如企业、单位制定的各种工作规程、操作规范、考勤制度等。

（2）工作守则。明确规定从业人员在工作中应遵循的具体行为准则。

（3）劳动纪律。涉及工作时间、工作秩序、工作态度等方面的要求。

（4）岗位责任制度。界定各个岗位的具体职责和权限，以确保工作的有序开展。

（5）操作流程。详细的业务操作步骤和顺序，保障工作的准确性和效率。

（6）职业道德准则。虽然较为抽象，但也是职业纪律的重要体现，引导从业人员的道德行为。

4. 职业道德的具体体现

（1）爱岗敬业。热爱自己的工作岗位，认真负责地对待工作任务。

（2）诚实守信。在工作中讲真话、守信用，不欺诈、不隐瞒。

（3）办事公道。公平公正地处理事务，不偏袒、不徇私。

（4）服务群众。以服务对象的需求为出发点，尽力提供优质服务。

（5）奉献社会。具有社会责任感，愿意为社会的发展和进步贡献力量。

（6）保守秘密。对工作中涉及的机密信息严格保密。

（7）尊重同事。与同事友好相处，相互尊重、相互协作。

(8)廉洁自律。不利用职务之便谋取私利。

(9)遵守纪律。严格遵守行业和单位的各项规章制度。

(10)不断进取。努力提升自己的专业技能和综合素质,追求职业发展。

二、职业守则

1. 独立、客观、公正的基本概念

(1)独立指的是不依赖于他人或其他势力,能够自主地进行思考、判断和行动。在职业领域,意味着不受外界不当影响和干扰,保持自身的自主性和独立性。

(2)客观强调以事实为依据,摒弃个人偏见、情感等主观因素,按照事物的本来面目去认识和反映。即依据真实情况进行分析和评价,不加入个人的主观臆断。

(3)公正意为公平正直、不偏不倚。在职业行为中,要求对相关事务的处理做到公平合理,平等对待各方,遵循统一的标准和原则,确保结果的公平性和正义性。

2. 遵纪守法、诚实守信的具体内涵

(1)遵纪守法的具体内涵。遵纪守法中的"遵纪",就是要遵守纪律,包括组织纪律、工作纪律等,严格按照规定的程序和要求开展工作,不违反内部的各项规章制度;"守法"就是要遵守国家的法律法规以及行业的相关规定,不做违法乱纪之事,自觉维护法律的权威和尊严,依法履行自身的权利和义务,在法律允许的范围内活动,以确保社会秩序的正常运行和自身行为的合法性。

(2)诚实守信的具体内涵。"诚实"指真诚老实、言行一致,实事求是地表达自己的想法和行为,不虚假、不伪装;"守信"则意味着遵守诺言、信守承诺,对自己做出的承诺负责到底,说到做到,不失信于人,在人际交往和经济活动等各种情境中都能保持信用,以建立良好的人际关系和社会信任。诚实守信是中华民族传统美德,也是革命传统道德的重要内容。随着时代的不断发展和变化,诚实守信也被赋予了体现时代精神的新内涵。

3. 科学、严谨、专业、规范的具体内容

（1）科学的具体内容包括以科学的理论和方法为指导，基于客观事实和数据进行分析、判断和决策；不断探索和应用新的科学知识和技术，推动工作的创新和发展。

（2）严谨具体表现为对待工作高度认真负责，不放过任何一个细节，严格按照标准和流程操作；思维缜密，论证充分，避免出现疏漏和错误。

（3）专业涵盖具备扎实的专业知识和技能，能够熟练运用专业方法解决问题；对本领域有深入的理解和把握，持续提升专业素养。

（4）规范意味着严格遵守行业规范、职业道德和法律法规，确保行为的合法性和正当性；工作流程和操作符合既定的标准和要求，形成有序、统一的工作模式。

4. 对老人友善、理解尊重的表现形式

（1）对老人友善。以温和、亲切的态度与老人交流，面带微笑。主动关心老人的生活状况和需求。耐心倾听老人说话，不轻易打断。给予老人足够的关注和陪伴。

（2）对老人理解尊重。尊重老人的生活习惯和个人选择，不强行干涉。理解老人可能存在身体不便和思维缓慢，不急躁催促。认真对待老人的意见和想法，不轻视或否定。尊重老人的隐私，不随意打探和传播老人的私人信息。认可老人的人生经验和智慧，虚心向他们请教。在与老人互动中注意措辞和语气，避免伤害他们的自尊心。

5. 热情服务、勤勉尽责的表现形式

（1）热情服务。面带微笑，以积极的态度面对服务对象。主动询问老人的需求，及时提供帮助。说话语气和蔼可亲，用词礼貌文明。对老人的问题耐心解答，不厌其烦。想老人之所想，急老人之所急。

（2）勤勉尽责。严格遵守工作时间，不擅自离岗。认真执行每一项服务任务，不偷工减料。对工作中的细节高度重视，力求做到尽善尽美。定期检查和完善服务工作，确保无疏漏。主动学习新知识、新技能，提升服务水平。遇到困难不退缩，努力克服以完成任务。对老人的反馈及时跟进处理，做到事事有回应。认真记录服务过程和相关信息，便于后续跟进和分析。

6. 以人为本、保护隐私的具体体现

(1)以人为本。充分考虑老人的身体状况和特殊需求,提供个性化服务。尊重老人的意愿和选择,让他们参与决策过程。关注老人的心理和情感需求,给予精神上的支持和安慰。为老人营造舒适、安全、便利的生活和服务环境。根据老人的兴趣爱好组织适合的活动,丰富他们的生活。

(2)保护隐私。妥善保管老人的个人信息和资料,不随意泄露。在与他人交流时,避免提及老人的隐私信息。服务过程中注意保护老人的私人空间,不擅自闯入或干扰。涉及老人隐私的检查或处理,要事先征得同意并做好保密措施。对老人居住的房间等区域进行隐私保护设置,如安装合适的窗帘等。培训工作人员树立强烈的隐私保护意识,严格遵守相关规定。

第三节　老年人能力评估师基础知识复习要点

一、老年人能力评估基础知识

1. 老年人能力评估工作概述

老年人能力评估是依据标准对老年人健康各维度进行评价的过程,是对老年人进行能力等级划分的一种测评。老年人能力评估也可视为对老年人失能程度的评估。老年人能力评估是对老年人提供照护的第一步。老年人内在能力的关键领域为行走能力、活力、视力、听力、认知能力和心理能力。

2. 老年人能力评估指标

1)一级指标

自理能力、基础运动能力、精神状态、感知觉与社会参与。

2)二级指标

(1)自理能力:进食、修饰、洗澡、穿脱上衣、穿脱裤子和鞋袜、小便控制、大便控制、如厕。

(2)基础运动能力:床上体位转移、床椅转移、平地行走、上下楼梯。

(3)精神状态:时间定向力、空间定向力、人物定向力、记忆力、理解能力、表达能力、攻击行为、抑郁症状、意识水平。

（4）感知觉与社会参与：视力、听力，执行日常事务、使用交通工具外出、社会交往的能力。

3. 老年人能力评估工作相关表单

老年人能力评估文档资料由老年人能力评估基本信息和老年人能力评估指标资料组成。具体如下。

（1）评估基本信息表。

（2）老年人基本信息表。

（3）信息提供者及联系人信息表。

（4）老年人能力评估指标。

（5）老年人能力评估表。

（6）老年人能力评估报告。

（7）老年人能力评估结果判定表。

4. 老年人能力评估量表应用基础知识

1）老年人能力评估量表的分类

（1）对日常生活自理能力的评估：ADL 能力评定量表、IADL 能力评定量表等。

（2）对认知能力的评估：MMSE 量表、HDS、Mini-cog 等。

（3）对压疮发生风险的评估：Braden 评估量表等。

（4）对跌倒风险的评估：Morse 评估量表、Humpty Dumpty 量表（≤14 周岁）等。

（5）对老年衰弱的评估：Fried 量表、Frail 量表、Kihon 量表等。

另外还有疾病评估、肌力评估、关节活动评估、吞咽功能评估等。

2）老年人能力评估量表的应用原则

评估是由专业机构、人员，按照国家法律法规及政府相关政策文件要求，根据特定的目的，遵循公平、公正、客观、科学的原则，按照一定程序（评估流程）选择适当的评估方法，对项目执行的过程和结果进行有效的评判过程。

5. 老年人能力评估工具应用基础知识

1）老年人能力评估工具的场景分类

分为居家上门评估场景和养老机构评估场景。

2)老年人能力评估工具的分类

(1)居家上门评估工具:口罩、工作服(马甲)、工作证、手套、无水洗手液、鞋套、评估表、办公用品、体温枪、医用胸表、测量皮尺、血压仪、餐具、仿真食物、毛巾、衣扣带(板)、牙刷、梳子、剃须刀、模拟时钟、数字卡、报纸或杂志、测声工具、人物识别卡、关系识别卡等。

(2)养老机构评估工具:工作服、工作证、评估表、办公用品、护理床(含床头柜和床旁椅)、餐桌椅、餐具、仿真食物、微型步梯、轮椅、拐杖、坐便椅、洗漱台(含牙刷、梳子、剃须刀、毛巾等洗漱用品)、沐浴椅(含喷头、沐浴液等)、模拟时钟、数字卡、人物卡、人物关系卡、报纸或杂志、体重秤、身高尺、平衡凳、关节活动角度尺、握力器、血压仪、血糖仪、听诊器、医用胸表、手电筒等。

6. 老年人能力维护与康复基础知识

1)老年人能力维护概述

(1)老年人生理状况通常发生以下变化:体表外形改变、器官功能下降、机体调节控制作用下降。

(2)老年人的心理特点:认识能力低下,孤独和依赖,易怒和恐惧,抑郁和焦虑,睡眠障碍。

2)老年人康复护理概述

老年康复是帮助老年人延缓生理性衰老过程,预防和减轻因疾病导致的残疾状态,提升躯体和心理功能,提高生活能力和生活质量的重要手段。

老年康复是指综合、协调地应用医学、教育、社会、职业等各种方法,使老年病、伤、残者的功能障碍最大限度地消除或减轻,使他们的躯体、心理、精神和社会功能恢复或保持在最佳水平,能重返社会,提高生活质量。

老年康复的目的是通过全面康复,延缓康复对象生理性衰退过程,预防和减轻因老化和疾病而导致的功能障碍,激发其潜在能力,提高其日常生活活动力,使其尽可能回归家庭和社会。

老年康复的原则包括个性化原则、循序渐进原则、主动参与原则、持之以恒原则。

老年人康复护理的评估内容包括肌力评定、关节活动度评定、平衡与协调功能评定、认知功能评定、言语功能评定、日常生活活动能力评定、防跌倒系数评定。

二、老年医学基础知识

老年医学基础知识

1. 老年人综合评估基本内容

1)概念

老年人综合评估是指采用多学科方法来评估老年人的躯体健康、功能状态、心理健康和社会环境状况,并据此制订以维持和改善老年人健康及功能状态为目的的治疗计划,最大限度地提高老年人的功能水平和生活质量。老年人综合评估是现代老年医学筛查老年综合特征的有效手段。

2)内容

老年人综合评估从躯体功能状态、精神心理状态、认知功能、所患的疾病及严重程度、社会支持等多个领域评估患者,并根据评估的结果制订整合性的照护计划。

3)老年人综合评估后的干预措施

老年人综合评估后的干预措施是由老年医学多学科团队实施的、贯穿老年人健康状况全程的整合性照护方案,需要老年医学技术和社会资源的合理配置才能实现。

2. 老年人的基础常见病

老年人常见疾病包括以下几类。

(1)神经系统疾病:常见的有脑血栓、脑出血、脑肿瘤、硬膜下血肿、脑炎、阿尔茨海默病。

(2)心血管系统疾病:常见的有心力衰竭、肺心病、冠心病、心律失常、主动脉夹层等。

(3)消化系统疾病:常见的有慢性胃炎、消化性溃疡、腹泻、便秘、消化道感染、肝炎、肝硬化等。

(4)呼吸系统疾病:常见的有老年性肺炎、慢性支气管炎、支气管哮喘、慢性阻塞性肺病等。

(5)心理方面疾病:常见的有抑郁症、焦虑症等。

3. 老年人慢性病管理的临床意义

慢性非传染性疾病,简称“慢性病”,表现为一种疾病长期持续存在的状态,其主要特点如下。

(1)病因复杂。其发病与不良行为和生活方式密切相关。

(2)起病隐匿。潜伏期较长,没有明确的起病时间。

(3)病程较长。随着疾病的发展,表现为功能进行性受损或失能。

(4)难以治愈。疾病一旦发生,表现为不可逆转,很难治愈。

(5)预后较差。疾病后期致残率和致死率高。

2)老年慢性疾病控制

在老年人群中具有高致死率和高致残率,不利于社会和谐与稳定。因此,加强老年患者慢性疾病的管理并且做好保健工作,对于维护社会安定、保障老年患者的身体健康具有十分重要的意义。

4. 老年人常用药物的使用方法

不滥用药物,合理选择药物,选择适当的剂量,药物治疗要适度,注意药物对老年人其他疾病的影响,提高老年人用药的依从性。

5. 老年人的临床急救方法

1)海氏腹部冲击法

老年人进食时发生噎食,可造成严重呼吸困难或窒息。临床表现为突然呛咳、不能发音、呼吸急促、喘鸣、皮肤发绀,严重者迅速出现意识丧失、呼吸心跳停止。如果发现老年人发生噎食,要分秒必争,立即使用海姆利希腹部冲击法进行现场紧急救助。

2)心肺复苏

如果发现老年人发生心搏骤停,在评估现场环境后,要立即进行以下操作。判断患者意识、呼吸、脉搏,进行胸外按压,人工呼吸。心脏按压和呼吸次数比为30∶2。心脏按压时看脸,操作过程中发现老年人面色转为红润,立即进行生命体征观察,发现有呼吸和脉搏搏动,说明复苏成功,可停止操作。人工呼吸时看胸,吹气时,眼睛的余光要看向老年人胸部,看到胸部隆起才算吹气成功。

6. 老年人健康管理的临床意义

1)概念

老年人健康管理是以预防和控制老年疾病发生与发展、提高生命质量为目的，针对老年人个体及群体进行健康教育，提高自我管理意识和水平，并对与生活方式相关的危险因素，通过健康信息采集、健康检测和评估、个性化监管方案和干预等手段持续加以改善的过程和方法。

2）意义

不断提高老年人自我保健意识和能力，促进自身健康，最终降低疾病的发病率和死亡率；促进健康事业的发展，有利于充实社区卫生服务的内涵，促进社区卫生服务的全面发展；降低老年人的医疗成本，营造幸福美好的社会环境。

三、康复学基础知识

康复学基础知识

1. 老年人自理生活能力训练的基础方法

控制二便训练，个人修饰训练，自行进食训练，活动训练（包括上下楼、转移、步行），穿衣训练，洗澡训练。

2. 老年人认知功能训练的基础知识

认知功能障碍是老年精神障碍患者常见的临床表现，目前药物对认知功能障碍的治疗效果并不理想。临床实践证明，认知功能训练可以有效地延缓和防止认知功能的下降，从而提高老年人的生活质量和生活自理能力，减轻家庭和社会负担。认知训练是一种延缓老年人认知功能下降的非药物干预手段，通过训练让老年人拥有一定生活能力，并且开朗大方。

3. 老年人听力语言功能训练的基础方法

（1）听觉训练：向老年人展示其熟悉内容的图片，并同时说出相应的话语。

（2）语言训练：向老年人播放对话录音，并要求老年人模仿对话录音内容。

4. 中西医结合康复治疗的基础知识

中医药学理论在老年病康复治疗方面有一定的优势和实践基础，但也存在一定的不足，配合西医的干预措施，可以为老年病的防治提供全新的路径。中西医结合康复治疗遵循自然规律，兼顾“整体观”，避免重复用药，具备一定优势。

四、安全基础知识

安全事故具有破坏性和突发性,所以安全教育很重要。安全监察是强制性的,必须时时事事重视。老年人的消防安全、人身安全、公共安全为安全教育的主要内容,要掌握必要的安全知识,杜绝事故的发生。

1. 消防安全基础知识

通过对火灾(指在时间和空间上失去控制的燃烧)事件的了解,掌握火灾等级的划分(一般、重大、特大)、引发火灾的要素(可燃物、助燃物、引火源),懂得灭火的方法(冷却法、窒息法、隔离法、抑制法),提高人们的防火意识,明确防火自救的重要性。

认识常用灭火器(干粉、泡沫、二氧化碳和1211灭火器)的使用方法,灭火器的喷射口一定要对准火焰的根部;掌握一些消防安全常识及灭火、防火、火场自救的方法。

2. 人身安全基础知识

人身安全包括人的生命、健康、住宅、人格、名誉等的安全。养老服务中老年人面临虐待、照护技术错误和饮食不当等安全风险。照护人员面临的常见人身安全风险有躯体健康受损、精神健康受损、遭遇攻击性行为和感染传染病等。

3. 公共安全基础知识

公共安全事件包括自然灾害、社会安全事件、公共卫生事件、网络信息安全事件等。

学习必要的安全行为知识和技能,在日常生活和安全事件中正确应对,预防安全事件发生,减少安全事件造成的伤害。

4. 网络安全基础知识

1)概念

网络安全是指网络系统的硬件、软件及其系统中的数据受到保护,不因偶然的或者恶意的原因而遭受到破坏、更改、泄露,系统连续可靠正常地运行,网络服务不中断。

2）常见威胁

（1）计算机病毒：一种能够自我复制并传播的恶意程序，可能会破坏文件、窃取信息或使系统瘫痪。

（2）黑客攻击：包括网络攻击、系统入侵等，黑客可能试图窃取敏感信息、破坏系统或进行非法活动。

（3）恶意软件：如间谍软件、广告软件等，可能会在用户不知情的情况下收集个人信息或干扰系统正常运行。

（4）网络钓鱼：通过伪装成合法机构或个人来骗取用户的敏感信息，如密码、信用卡号等。

（5）拒绝服务攻击（DoS/DDoS）：通过向目标系统发送大量请求，使其无法正常处理合法请求，从而导致服务中断。

3）防护措施

（1）安装杀毒软件和防火墙：定期更新软件，确保系统得到有效的保护。

（2）强密码策略：使用复杂、不易猜测的密码，并定期更换。

（3）谨慎对待电子邮件和链接：不轻易打开来自不明来源的邮件和链接，防止陷入网络钓鱼陷阱。

（4）定期备份数据：以防止数据丢失，在遭受攻击后能够快速恢复。

（5）更新软件和系统：及时安装安全补丁，修复已知的漏洞。

（6）限制网络访问：对敏感信息设置访问权限，仅授权用户可以访问。

五、相关法律法规知识

1. 老年人权益保障法的法律知识

《中华人民共和国老年人权益保障法》共九章85条。其目的是让60岁以上的公民，老有所养、老有所医、老有所为、老有所学、老有所乐，保障老年人的合法权益。老年人养老主要依靠家庭，家庭成员应关心和照料老年人。赡养人应当履行对老年人经济上供养、生活上照料、精神上慰藉的义务，赡养义务不能因老年人的婚姻关系变化而消除。同时该法明确：老年人因其合法权益受侵害提起诉讼，需要获得律师帮助，但无力支付律师费用的，可以获得法律援助。

2. 医疗卫健促进法、社会保险法的法律知识

(1)《中华人民共和国基本医疗卫生与健康促进法》指出:公民依法享有从国家和社会获得基本医疗卫生服务权利。国家建立健全以临床需要为导向的药品审评审批制度。国家对医疗卫生机构实行分类管理。各级人民政府应加强健康教育工作及其专业人才培养,建立健康知识和技能核心信息发布制度,普及健康科学知识,向公众提供科学、准确的健康信息。

(2)《中华人民共和国社会保险法》指出:国家通过税收优惠政策支持社会保险事业。国家建立和完善新型农村合作医疗制度。

3. 劳动法、劳动合同法的法律知识

《中华人民共和国劳动法》保障劳动者的劳动权力,从事技术工作的劳动者,上岗前必须经过培训。该法律规定,国家确定职业分类,对规定的职业制定职业技能标准,实行职业资格证书制度。劳动法律关系以国家意志为主导、当事人意志为主体,具有平等性和隶属性。

《中华人民共和国劳动合同法》的立法宗旨是:完善劳动合同制度,明确劳动合同双方当事人的权利和义务,保护劳动者的合法权益,构建和发展和谐稳定的劳动关系。该法调整的劳动关系是一种人身关系和财产关系相结合的社会关系。确认劳动合同效力的机关有人民法院、劳动争议仲裁机构。

4. 民法、消防法的法律知识

《中华人民共和国民法典》共 7 编 1260 条。民法典制定的目的和任务是保护民事主体的合法权益,调整民事关系,维护社会和经济秩序,适应中国特色社会主义发展要求,弘扬社会主义核心价值观。

《中华人民共和国消防法》共有 7 章 74 条,国务院领导全国的消防工作。火灾现场总指挥根据扑救火灾的需要,有权划定警戒区,实行局部交通管制。

六、其他相关知识

1. 心理健康的相关知识

心理健康的基本含义是指心理的各个方面及活动过程处于一种良好或正常的状态。心理健康的理想状态是保持性格完好、智力正常、认知正确、情感适当、

意志合理、态度积极、行为恰当、适应良好的状态。与心理健康相对应的是心理亚健康以及心理病态。心理健康从不同的角度有不同的含义，衡量标准也有所不同。心理健康是指个体内部心理和谐一致，与外部适应良好的稳定的心理状态。

1)老年人心理健康的标准

良好的心理素质有益于增强体质，提高抗病能力。老年人要有良好的情绪调适的能力，才能使情绪稳定，保持积极的情绪状态。

2)老年人的心理需求

老年人的心理需求包括以下方面：

(1)生理需求；

(2)安全需求；

(3)自我认识；

(4)尊重需求；

(5)自我实现需求。

老年人的心理变化主要是指心理活动和个性心理特征的改变，包括感知觉、记忆力、智力、情绪情感和个性等方面的变化。

2. 我国老年人社会服务项目

我国老年人社会服务项目包括养老保险、医疗保险、长期护理保险、社会救助和商业保险。

企业职工基本养老保险覆盖的人群及待遇如下。

(1)覆盖人群：包括城镇各类用人单位及其职工、城镇个体工商户、城镇非全日制从业人员、城镇灵活就业人员。

(2)待遇：在职工达到法定条件后，就可以按月领取养老金，包含基础养老金、个人账户养老金、过渡性养老金；若参保人员死亡，可领取丧葬费、抚恤金和一次性救济金。

3. 信息的相关知识

信息是客观事物状态和运动特征的一种普遍形式，客观世界中大量地存在、产生和传递着以这些方式表示出来的各种各样的信息。信息是经过加工过的数据，它对接收者有用，对决策或行为有现实的、潜在的价值。

1)老年人信息的来源

老年人信息的来源有以下几种:

(1)卫生服务过程中的各种服务记录;

(2)定期或不定期的健康体检记录;

(3)专题健康或疾病调查记录。

2)建立居民健康档案的基本要求

建立居民健康档案的基本要求有以下几点:

(1)资料的真实性;

(2)资料的科学性;

(3)资料的完整性;

(4)资料的连续性;

(5)资料的可用性。

4. 伦理学的相关知识

伦理学是关于道德问题的科学,是道德思想观点的系统化、理论化。伦理学的基本问题是道德和利益的关系问题,包括以下两方面:

(1)经济利益和道德的关系问题,即两者谁决定谁;

(2)个人利益与社会整体利益的关系问题,即两者谁从属于谁。

当代医生伦理学的基本原则如下:

(1)尊重自主;

(2)尊严的原则;

(3)有利原则;

(4)不伤害原则;

(5)公正原则。

5. 沟通的相关知识

沟通是一个过程,可使两个人互相了解,通过给予或接收对方的信号,互相指导、互相学习,是一个双向的过程。沟通不局限于利用语言,还有用手势、动作来表达出事实、感觉和意念。建立良好的沟通需要有适宜的技巧。

(1)老年人能力评估的沟通技巧:要有同理心,感情真挚,接纳老年人、尊重老年人,积极主动、耐心细致,因人而异、随机应变,注意奖赏赞美。

(2)老年人能力评估沟通方式:语言沟通和非语言沟通。

(3)有效沟通基本原则:换位思考,恰当使用肢体语言,交流富有情感,满足对方需求。

6. 人工智能的相关知识

人工智能是研究用于模拟、延伸和扩展人工智能的理论、方法与技术的新兴学科,用于生产能以类似人类的方式做出反应的智能机器和系统。目前,人工智能的研究包括智能机器人、语音识别、图像识别等。

智能化评估的应用场景:评估人员借助互联网、物联网、云计算、大数据、人工智能等技术,对老年人的能力状况进行更加方便、快速、准确、连续的评估。

智能化评估的局限性:

(1)人工智能并不能完全取代人类。

(2)评估人员的操作水平有限。

(3)智能化评估工具的易用性差。

第四节　老年人能力评估师相关知识复习要点

一、资料准备

1. 信息鉴别与核实的内容

评估准备
基础知识

(1)身份信息核实。确认老年人的姓名、年龄、性别、身份证号码等基本身份信息的准确性。

核实与老年人相关的证件,如身份证、户口簿等的真实性。

(2)健康信息鉴别。仔细审查老年人的病历、诊断证明、体检报告等医疗相关资料,判断其健康状况描述是否准确、合理。对老年人自述的健康问题与已有医疗记录进行对比核实。

(3)居住及生活环境信息核实。确认老年人实际居住地址、居住条件等信息是否与提供的信息相符。了解周边环境对老年人生活可能产生的影响。

(4)社会关系信息核实。鉴别老年人所陈述的家庭成员、亲属关系等信息的真实性。核实紧急联系人信息的有效性。

(5)经济状况信息核实。审查老年人的收入来源、经济保障等方面的信息是否准确。对涉及经济资助或福利享受的相关信息进行严格把关。

(6)认知与行为能力信息核实。通过观察、测试等方式,对评估中关于老年人认知能力、行为表现等方面的信息进行再度确认和验证。对比不同时间点的评估结果,以确保信息的连贯性和可靠性。

2. 信息鉴别与核实的原则

(1)客观公正原则。以中立、客观的态度对待信息,不偏不倚,避免主观偏见影响判断。

(2)全面细致原则。对各类信息进行全面、深入、细致的审查,不放过任何可能存在疑问的细节。

(3)证据支持原则。依靠可靠的证据,如证件、病历、报告等,来证实或证伪信息。

(4)多源核实原则。通过多个渠道、来源获取信息并相互印证,提高信息的准确性。

(5)动态跟踪原则。认识到信息可能随时间变化,持续跟踪和更新核实信息。

(6)尊重隐私原则。在核实过程中,充分尊重老年人的隐私和尊严,不泄露敏感信息。

(7)谨慎性原则。对于不确定的信息保持谨慎态度,不轻易下结论,进一步调查核实。

(8)一致性原则。确保不同类型信息之间在逻辑和事实上保持一致,不存在矛盾之处。

(9)真实性原则。致力于辨别信息的真伪,确保所获取和使用的信息是真实可靠的。

(10)专业性原则。运用专业知识和技能进行准确的鉴别与核实,遵循相关专业标准和规范。

3. 信息鉴别与核实的方式和方法

(1)信息鉴别与核实的方式。直接询问,与老年人及其家属进行面对面交流,询问相关信息。观察,实地观察老年人的行为表现、生活状态等。查阅资料,查看病历、体检报告、证件等书面材料。

（2）核对老年人证件信息。老年人提供证件上的地址需要与身份证上的地址相符合，如不相符，须与本人及其家属或照护人员电话联系进行核对确认。

（3）核对老年人的联系人相关信息。核对老年人家属或照护人员的相关信息时，需要对方提供相关证明材料。

4. 信息采集的范围

（1）基本信息：如姓名、年龄、性别、身份证号等。

（2）健康状况信息：包括既往病史、现患疾病、用药情况、身体功能状况（如行动能力、自理能力、认知能力等）、精神心理状态等。

（3）日常生活能力信息：如饮食、穿衣、如厕、洗澡等方面的能力。

（4）认知与感知信息：记忆力、注意力、定向力、视力、听力等。

（5）社会交往能力信息：社交活动参与情况、与他人沟通交流能力等。

（6）情绪与行为信息：情绪稳定性、有无异常行为等。

（7）居住环境信息：居住条件、周边环境等。

（8）经济状况信息：收入来源、经济负担等。

（9）家庭与社会支持信息：家庭成员情况、与家庭成员关系、社会支持网络等。

（10）既往职业与教育信息：职业经历、受教育程度等。

（11）兴趣爱好与特长信息：个人的兴趣爱好、特长等。

（12）近期重大生活事件信息：如丧偶、患病等重大事件。

5. 信息采集的原则

（1）全面性原则。尽可能涵盖老年人各方面的相关信息，不遗漏重要内容。

（2）准确性原则。确保所采集的信息真实、准确，没有错误或偏差。

（3）客观性原则。以客观的态度进行采集，不受个人主观情感或偏见影响。

（4）及时性原则。及时采集信息，保证信息的时效性，尤其是健康等动态信息。

（5）尊重隐私原则。在采集过程中充分尊重老年人的隐私和个人意愿。

（6）一致性原则。采集的信息在逻辑和表述上要保持一致。

（7）完整性原则。保证信息的完整性，各项内容不缺失。

（8）合法性原则。采集活动要符合法律法规和伦理道德要求。

（9）动态性原则。认识到老年人的状况可能变化，定期或适时更新采集的信息。

(10)可靠性原则。通过可靠的途径和方法采集信息,增强信息的可信度。

6. 信息采集的方式和方法

1)信息采集的方式

(1)访谈:与老年人及其家属进行面对面的深入交谈。

(2)观察:直接观察老年人的日常生活行为、精神状态等。

(3)问卷调查:发放专门设计的问卷让老年人或家属填写。

(4)查阅病历等资料:从医疗机构等处获取相关病历、检查报告等。

2)信息采集的方法

(1)详细询问法:就各个方面的问题逐一仔细询问。

(2)引导式提问法:通过适当引导让老年人更好地表达信息。

(3)场景模拟法:设置一些场景来观察老年人的反应和能力表现。

(4)量表评估法:运用专业的评估量表进行量化信息采集。

(5)跟踪记录法:在一段时间内持续跟踪记录老年人的某些行为和状态。

(6)家属佐证法:从家属处获取补充信息或得到证实。

(7)实地查看法:到老年人的居住环境等实地查看相关情况。

还可借助于电话采集、短信采集、面谈采集等方法。

7. 老年人能力评估的基本信息

(1)个人身份信息:评估编号、老年人姓名、老年人身份证号、评估日期、评估原因等。

(2)项目名称:姓名、性别、出生日期、身份证号、社保卡号、民族、文化程度、宗教信仰、婚姻状况、居住状况、医疗费用支付方式、经济来源等。

(3)健康史信息:包括既往病史、慢性疾病、手术史、过敏史等。

(4)身体机能信息:如行动能力(行走、站立、上下楼梯等)、自理能力(进食、穿衣、洗漱、如厕等)、感官能力(视力、听力等)。

(5)认知与精神状态信息:记忆力、注意力、定向力、情绪状态、有无抑郁焦虑等。

(6)老年人近30天有无意外事件发生及具体发生情况:近30天意外事件(跌倒、走失、噎食、自杀、其他)、有无意外事件发生,具体发生情况、填写要求。

(7)社会交往信息:社交活动参与情况、与家人朋友的关系等。

(8)居住与生活环境信息:居住条件、周边设施等。

(9)经济状况信息:收入来源、经济负担等。

8. 老年人能力评估标准

《老年人能力评估》(GB/T 42195—2022)于2022年由国家市场监督管理总局和国家标准化管理委员会联合发布,规定了老年人能力评估指标分为一级指标和二级指标。

一级评估指标共4个,包括自理能力、基础运动能力、精神状态、感知觉与社会参与。

二级评估指标共26个。自理能力8个,基础运动能力4个,精神状态9个,感知觉与社会参与5个。

不同的评估体系可能会有一些具体的细化指标和评分标准,但总体上围绕这些方面综合评估老年人的能力状况。

二、工具准备

1. 老年人能力评估工具

1)常用评估工具

(1)日常生活活动(ADL)能力评定量表:如巴氏指数(Barthel Index)等,用于评估老年人的基本生活自理能力。

(2)认知功能评估量表:如简易精神状态检查(MMSE)量表、蒙特利尔认知评估(MoCA)量表等,可检测认知障碍等情况。

(3)老年抑郁量表(GDS):专门评估老年人抑郁状态。

(4)社会功能评估量表:考察老年人社会参与、人际交往等方面的能力。

(5)营养状况评估工具:评估老年人的营养状况。

(6)吞咽功能评估工具:判断老年人的吞咽能力。

(7)跌倒风险评估量表:预测老年人跌倒的可能性。

(8)疼痛评估量表:用于了解老年人的疼痛程度和性质。

(9)综合评估量表:将多个方面的评估内容整合在一起的工具,全面评估老年人的整体能力。

2)常用辅助工具

(1)计时工具。秒表,用于测量老年人完成特定动作的时间,如行走一定距离所需的时间、从坐到站的时间等,以评估其身体活动的敏捷性和速度。

(2)测量工具。软尺,可测量老年人的肢体长度、围度等,例如臂围、腰围、腿围等。体重秤,准确测量老年人的体重,结合身高数据可以计算体重指数(BMI),评估老年人的营养状况和身体肥胖程度。血压计,测量老年人的血压,了解其心血管系统的健康状况。血糖仪,对于有糖尿病或疑似糖尿病的老年人,血糖仪可用于检测其血糖水平,评估其代谢功能和健康风险。

(3)认知评估辅助工具。卡片或图片,在认知功能评估中,可使用卡片或图片来测试老年人的记忆力、注意力和语言表达能力。简单的拼图或积木,用于评估老年人的空间认知能力和手眼协调能力。通过观察老年人完成拼图或搭建积木的过程和结果,可判断其认知和运动功能的状况。

(4)书写工具。纸笔,在评估过程中,老年人可能需要进行书写回答问题、记录信息或绘制图形等。纸笔可用于记录老年人的回答和表现,方便评估人员进行分析和评估。

(5)安全辅助工具。防滑垫,在评估老年人的行走能力或进行平衡测试时,放置防滑垫可以确保老年人的安全,减少跌倒的风险。扶手,在评估场地设置扶手,方便老年人在行走、起身或坐下时抓握,提供额外的支撑和稳定性。轮椅,对于行动不便的老年人,轮椅可以作为辅助工具,方便他们在评估过程中的移动和参与评估项目。

(6)对老年人进行听力评估时,可使用带有声音播放器的电子产品,播放规定的测试音频。

2. 老年人能力评估工具的检测

首先,要确保评估工具的科学性和有效性。可以通过查阅相关文献、研究报告等,了解其在专业领域的认可度和应用情况。

其次,在实际使用前,可以先进行小范围的预测试,观察评估工具在不同个体上的表现,检查是否存在不合理或难以操作的地方。

然后,对评估结果进行分析和验证。可以将同一批老年人同时用该评估工具和其他被广泛认可的类似工具进行评估,比较结果的一致性和相关性,以验证其准确性。

还要关注评估工具的信度，即多次使用该工具对同一批老年人评估时结果的稳定性和可靠性。

同时，要确保评估人员经过严格的培训，能够正确、规范地使用评估工具，减少因操作不当导致的误差。

定期对评估工具的使用情况进行回顾和总结，收集反馈意见，以便及时发现问题并进行改进和优化。

以下是对老年人常用工具的检测。

1）计时工具（秒表）

（1）准确性检测：与标准时钟进行对比，按下秒表开始计时，同时观察标准时钟，经过一段时间后停止秒表，查看秒表显示时间与标准时钟的时间差，多次测试以确保其准确性在可接受范围内。

（2）按键功能检测：反复按下开始、停止和复位按键，检查按键是否灵敏，是否能够正常启动、停止和复位计时功能。

2）测量工具

（1）软尺。准确性检测，用已知长度的标准物品（如标准钢尺）与软尺进行对比测量，检查软尺的刻度是否准确。拉伸检测，轻轻拉伸软尺，观察刻度是否有变化，确保软尺在正常使用过程中不会因拉伸而出现较大的测量误差。

（2）体重秤。准确性检测，使用已知重量的标准砝码放在体重秤上，查看体重秤显示的重量是否与砝码重量一致。可以使用不同重量的砝码进行多次测试。稳定性检测，站在体重秤上，保持静止状态，观察体重秤的读数是否稳定，是否会出现较大的波动。

（3）血压计。准确性检测，可以将血压计带到专业的医疗机构或使用标准的血压检测设备进行对比测量。在相同条件下，分别使用被检测血压计和标准设备测量血压，查看测量结果的差异。气密性检测，检查血压计的袖带、连接管和表头部分是否有漏气现象。可以通过挤压袖带，观察表头指针或数字显示是否有变化来判断气密性。

（4）血糖仪。准确性检测，使用标准的血糖检测液或到医疗机构进行对比测量。将标准血糖检测液滴在血糖仪的试纸上，查看血糖仪显示的血糖值与标准值的差异。试纸有效性检测。检查血糖仪试纸的有效期和保存条件，确保试纸在使用时处于有效状态。同时，观察试纸在插入血糖仪后是否能够正常识别和显示。

3)认知评估辅助工具

(1)卡片和图片。完整性检测,检查卡片和图片是否破损、有污渍或模糊不清,确保图像清晰可辨。内容准确性检测,核对卡片和图片上的内容是否与评估要求相符,例如物品名称是否正确、颜色是否准确等。

(2)拼图和积木。完整性检测,检查拼图和积木是否有缺失、损坏的部分,确保能够完整地进行评估。尺寸一致性检测,对于拼图和积木,检查各个部件的尺寸是否一致,以保证在评估过程中的准确性和公正性。

4)书写工具

(1)笔的检测。书写流畅性检测,在纸上试写,检查笔是否能够流畅地书写,是否会出现断墨、漏墨等情况。颜色一致性检测,如果使用彩色笔,检查颜色是否鲜艳、一致,不会出现色差较大的情况。

(2)纸的检测。平整度检测,检查纸张是否平整,没有褶皱或卷曲,以便老年人能够舒适地书写。厚度和质量检测,确保纸张有一定的厚度和质量,不会轻易破损,能够承受书写和绘画的压力。

5)安全辅助工具

(1)防滑垫。防滑性能检测,将防滑垫放置在光滑的地面上,用脚轻轻踩踏或用一定重量的物品放在上面,检查防滑垫是否能够有效地防止滑动。耐久性检测,观察防滑垫在使用一段时间后是否会出现磨损、变形或失去防滑性能。

(2)扶手。稳定性检测,安装扶手后,用力摇晃扶手,检查扶手是否牢固地固定在安装位置,不会出现松动或晃动的情况。高度和角度调节检测,如果扶手具有高度和角度调节功能,检查调节机构是否灵活、可靠,能够满足老年人不同的需求。

(3)轮椅。结构完整性检测,检查轮椅的框架、座椅、靠背、轮子等部件是否有损坏、变形或松动的情况。确保轮椅在使用过程中能够承受老年人的体重。刹车性能检测,测试轮椅的刹车是否灵敏可靠,能够在需要时及时停止轮椅的移动。推行性能检测,推动轮椅,检查轮椅的轮子是否转动灵活,推行是否顺畅,有无卡顿或阻力过大。

3. 身体基础检测设备的种类

采用人体电阻抗测量技术,短时间内即可检测人体九大系统及 220 项功能指标。常见的身体检测设备包括血压计、血糖仪、体温计、手电筒、体重秤、身高测量仪、心电图机、血氧饱和度监测仪、肺功能检测仪、尿液分析仪、检眼镜、听力检测仪、骨密度检测仪等。以及一次性压舌板、皮尺、听诊器等，必要时配备便携式心电图机。

4. 身体基础检测设备的选用及注意事项

1）身体基础检测设备的选用

（1）根据需求：明确要检测的项目，如血压、血糖等，选择针对性强的设备。

（2）准确性：优先选择准确性高、经过权威认证的设备。

（3）易用性：考虑操作是否简单便捷，方便老年人或非专业人员使用。

（4）品牌和口碑：知名品牌通常质量更有保障。

2）身体基础检测设备选用的注意事项

（1）定期校准：确保设备的准确性，按要求进行校准。

（2）正确操作：严格按照说明书操作，避免因操作不当导致误差。

（3）存储和维护：妥善保管设备，保持清洁干燥，避免损坏。

（4）注意适用人群：有些设备可能不适合某些特殊人群，如严重心脏疾病患者等。

（5）数据解读：如果自己不具备专业知识，应咨询医生或专业人士对检测结果进行正确解读。

（6）与医疗诊断结合：检测结果不能完全替代专业的医疗诊断，必要时应及时就医。

（7）注意环境因素：如测量血压时要保持安静、温度适宜等。

（8）设备更新：关注技术发展，适时更新设备以获得更准确和全面的检测结果。

5. 系统软件的安装

（1）准备工作：①确保电脑满足软件运行的要求，如操作系统版本、硬件配置等；②关闭其他可能干扰安装的程序；③备份重要数据，以防安装过程中出现意外。

（2）获取安装文件：可以从软件官方网站下载，或者使用光盘等安装介质。

（3）运行安装程序：找到安装文件并点击运行。

（4）许可协议：仔细阅读许可协议，如同意则选择接受。

(5)选择安装路径:可以根据需要选择合适的安装位置(通常可选择默认路径)。

(6)安装选项:根据软件的具体情况,选择需要安装的组件、功能等。

(7)等待安装:安装过程中可能需要一些时间,耐心等待。

(8)完成安装:安装完成后,根据提示进行必要的设置和操作,如启动软件、注册等。

需要注意的是,不同的系统软件可能会有一些特殊的安装要求和步骤,具体安装时应参考软件的安装说明和相关提示。

6. 系统软件的调试

(1)环境检查:确认操作系统版本、硬件配置等是否符合软件要求,检查相关依赖项是否安装齐全。

(2)安装验证:确保软件安装完整且正确,文件没有缺失或损坏。

(3)基本功能测试:逐一尝试软件的主要功能,查看是否能正常运行和响应。

(4)参数设置调整:根据实际需求,对软件的各项参数进行合理设置和优化。

(5)兼容性测试:检查与其他相关软件或硬件的兼容性,观察是否有冲突或异常。

(6)错误和异常处理:运行过程中注意捕捉任何错误提示或异常情况,分析原因并尝试解决。

(7)性能评估:观察软件在不同负载下的性能表现,如响应速度、资源占用等。

(8)用户界面检查:确保界面友好、操作便捷,各项元素显示正常。

(9)数据交互测试:如果涉及数据输入输出,检查数据的准确性和完整性。

(10)日志分析:查看软件运行产生的日志,从中发现潜在问题或优化点。

(11)回归测试:在修复问题或进行调整后,再次进行全面测试,确保没有引入新的问题。

(12)与相关系统集成测试:如果软件需要与其他系统集成,进行联合调试和测试。

(13)主要工作包括提前测试系统软件的注册、登录、填写、查询、修改、删除等功能是否可以正常使用,确保评估过程正常进行。

7. 老年人综合评估工具标准

（1）科学性。评估工具应基于科学理论和研究，具有可靠的信度和效度。

（2）全面性。能够涵盖老年人身体、心理、社会等多个方面的功能和状况。

（3）准确性。能够准确地测量和评估老年人的各项指标和能力。

（4）敏感性。对老年人的功能变化和健康问题具有较高的敏感性，能够及时发现潜在的问题。

（5）特异性。能够区分不同健康状况和功能水平的老年人。

（6）实用性。评估工具应易于操作和使用，能够在临床实践中广泛应用。

（7）标准化。评估过程和结果应具有标准化的流程和指标，便于比较和分析。

（8）可靠性。评估工具应具有较好的稳定性和重复性，不同评估者使用时结果应具有一致性。

（9）有效性。能够有效地预测老年人的健康结局和需求，为制定个性化的干预措施提供依据。

（10）文化适应性。评估工具应考虑不同文化背景和价值观对老年人健康的影响。

这些标准是评估老年人综合评估工具质量和可靠性的重要依据，有助于确保评估结果的准确性和有效性，为老年人的健康管理和医疗决策提供科学依据。在选择和使用老年人综合评估工具时，应根据具体需求和实际情况，综合考虑以上标准，并结合专业人员的意见和建议进行选择。

8. 老年人健康评估的方法

1）身体方面

（1）体格检查：包括测量体温、脉搏、血压、呼吸等基本生命体征，以及检查头、颈、胸、腹、脊柱、四肢等。

（2）实验室检查：如血常规、肝肾功能、电解质等检测。

（3）影像学检查：如使用X光、超声、CT等检查骨骼、内脏情况。

2）功能状态评估

（1）日常生活活动能力评估（如使用巴氏指数等工具），评估穿衣、进食、如厕等能力。

（2）认知功能评估，如用简易精神状态检查量表等。

(3)运动功能评估,如评估肌力、平衡能力等。

3)心理方面

情绪状态评估,如用老年抑郁量表等评估抑郁情况。

4)社会方面

(1)社会支持评估,了解老年人的社交网络和获得的支持情况。

(2)居住环境评估,考察居住条件是否适合老年人生活。

三、环境准备

1. 老年人能力评估环境的标准

(1)安静整洁。评估环境应保持安静,避免噪声干扰,同时要整洁干净,给老年人和评估人员舒适的感觉。

(2)光线明亮。保证充足的自然采光或人工照明,评估环境明亮,以便评估人员能够清晰地观察老年人的情况。

(3)空气清新。保持室内空气流通,新鲜的空气有助于老年人保持清醒和舒适。

(4)温度适宜。室内温度应适中,避免过冷或过热,以确保老年人在评估过程中感到舒适。

(5)安全无障碍。评估环境没有明显的安全隐患,确保老年人的安全,如地面平整、无障碍物等。对于需要使用轮椅或拐杖的老年人,应提供无障碍通道和设施。

(6)保护隐私。评估环境应保护老年人的隐私,确保评估过程中老年人的个人信息和身体状况不被泄露。

此外,根据具体的评估项目和要求,可能还需要配备相应的评估设备和工具(3 把椅子、1 张桌子和 4 或 5 个台阶),如评估量表、测量工具、辅助器具等。同时,评估人员应具备专业的知识和技能,熟悉评估流程和方法,能够与老年人进行有效的沟通和交流。

2. 老年人能力评估环境的协调

(1)色彩搭配协调。采用温和、舒缓的色彩,避免过于鲜艳或刺眼的颜色组合，营造温馨、宁静的氛围。

（2）空间布局协调。确保评估区域宽敞，家具摆放合理，不造成拥挤感，方便老年人行动和评估操作。

（3）光线协调。自然采光与人工照明要相互配合，避免明暗反差过大，保持光线均匀柔和。

（4）温度与湿度协调。使室内温度和湿度保持在让老年人感觉舒适的范围，避免过冷过热或过于干燥潮湿。

（5）声音协调。尽量减少外界噪声干扰，评估场所内声音也应保持适度，避免嘈杂。

（6）设备与环境协调。评估设备的摆放要与整体环境相融合，不突兀，且便于使用。

（7）装饰与氛围协调。可以适当摆放一些与老年人生活相关的装饰物品，增强亲和力和熟悉感，与整体氛围相契合。

（8）安全与便利协调。在保证安全的前提下，让环境尽可能便于老年人活动和评估的进行。

3. 老年人能力评估环境的布置要点

（1）保持整洁。确保环境干净、无杂物，地面清洁。

（2）照明充足。安装亮度足够且柔和的灯光，避免阴影和眩光。

（3）座椅舒适。摆放舒适且稳固的椅子，方便老年人休息。

（4）无障碍通道畅通。保证评估区域内通道畅通无阻，方便使用轮椅或行动不便的老年人通行。

（5）标识清晰。设置清晰的指示标识，帮助老年人快速找到相应区域。

（6）温度适宜。通过合适的空调或供暖设备，保持舒适的温度。

（7）氛围安静。采用隔音措施，减少外界噪声干扰。

（8）摆放绿植。适当布置一些绿色植物，增添生机和自然气息。

（9）地面防滑。选择防滑性能好的地板材料。

（10）安全防护。在可能有危险的地方设置防护设施，如扶手等。

（11）保护隐私。设置适当的遮挡物，保护老年人在评估过程中的隐私。

（12）评估工具摆放有序。将相关评估工具整齐放置在便于拿取的位置。

4. 老年人能力评估环境的注意事项

(1)安全第一。确保环境中没有潜在的危险因素,如地面平整无障碍物、楼梯有扶手等。

(2)舒适性好。保证良好的温度、湿度和通风,座椅舒适,避免老年人感到不适。

(3)照明良好。提供充足且均匀的光线,便于老年人看清周围和评估内容。

(4)安静无扰。减少噪声干扰,使老年人能集中精力参与评估。

(5)保护隐私。设置适当的遮挡物或独立空间,保护老年人的隐私。

(6)标识清晰。有明确的指示标识,帮助老年人轻松找到评估区域和相关设施。

(7)空间宽敞。便于老年人行动自如,也方便评估人员操作。

(8)无障碍设计。包括无障碍通道、斜坡等,方便轮椅或行动不便者。

(9)环境卫生。保持环境干净整洁,减少细菌滋生。

(10)网络稳定。如果涉及电子评估或数据传输,要确保网络稳定。

(11)有熟悉感。可适当布置一些熟悉的元素,让老年人感觉放松。

(12)有应急措施。配备必要的急救设备和应急方案,以防突发状况。

四、信息采集

1. 身份信息采集的基本原则

老年人身份信息采集应当遵循合法、正当、必要的原则。公开收集使用规则,明示收集使用信息的目的、方式和范围,并经被收集者同意。不得收集与其提供的服务无关的个人信息,不得违反法律、行政法规的规定和双方的约定收集、使用个人信息,并应当依照法律、行政法规的规定和与被收集者的约定,处理其保存的个人信息。

2. 身份信息采集的具体内容

身份信息是指以电子或者其他方式记录的能够单独或者与其他信息结合识别个人身份的各种信息,包括老年人的姓名、年龄、性别、身份证、民族、籍贯、文化程度、工作经历、婚姻状况、宗教信仰等基本信息。

3. 信息采集的询问方法及顺序

信息采集
基本知识

（1）询问用词礼貌得体，声音响亮，发音清晰，使用老年人容易理解的词语进行询问，尽可能做到不用专业用语、缩略语等。

（2）老年人回答缓慢时，做到不催促、不强迫、不诱导。

（3）若遇到老年人无理由不配合评估工作时，可先与老年人所在地区民政单位进行沟通，视情况做出调整处理。严重时，可根据实际情况将该老年人的能力评估申请做无效处理。

（4）评估员可根据自己的经验和实际情况，结合肢体语言、文字书写等多种形式循循善诱，营造轻松的作答氛围。

（5）评估员可根据实际情况决定评估项目的询问顺序

4. 信息采集的注意事项

1）评估开始前

评估员必须向老年人、陪同人员出示评估员证，说明此次评估的目的，仔细检查评估辅助工具及评估场所的环境，确保安全无误。

2）评估进行时

在保证老年人安全的前提下，尽可能让老年人当场自主完成评估项目，尽可能直接对老年人居住的周边环境进行观察，尽可能分别与老年人、其主要照护者、家属进行沟通。如果出现对同一个问题老年人、其主要照护者和家属答案不一致的情况，评估员需根据常识和经验进行综合判断并得出结论，必要时需在特殊事项记录单中如实进行备注说明。

3）评估结束后

仔细确认评估项目内容，保证不存在人为错误而导致评估结果错误，与老年人本人及陪同人员就评估项目存在疑问的地方，再次进行沟通确认，确保评估结果符合老年人的真实能力水平。

5. 生命体征的定义及测量方法

1）生命体征的定义

生命体征就是用来判断病人的病情轻重和危急程度的指征。四大生命体征包括呼吸、体温、脉搏、血压。生命体征是机体正常活动的指示灯，缺一不可，不论哪项异常都意味着可能存在严重或致命的疾病。

2)生命体征测量方法

(1)测量体温一般用体温计腋下测量。水银端放在腋下,测量5~10分钟,正常在36~37℃之间。

(2)测量呼吸时可以观察胸腹起伏,一起一伏可表示一次呼吸。通常可以计时30秒,所测的次数乘以2即为每分钟的呼吸次数。但如果是呼吸不够规律者,或者是呼吸较为微弱者进行测量时,应测量完整的1分钟。

(3)脉搏既可以通过手触动脉搏动点,也可以用听诊器听诊心率。正常人的脉搏次数和心跳次数是一致的,测量脉搏次数,实际上就是检测桡动脉或其他动脉的搏动次数。检查脉搏前,老年人的位置应该舒适,平卧或坐位均可以,检查者以右手的二、三、四指端,轻轻地按在桡动脉上计数1分钟。

(4)首次测量时要测量双上肢血压,以测量血压偏高的一侧并密切监测。测量血压时要充分暴露上肢,袖带捆绑于上臂中部,松紧以放入两指为宜,下缘距肘窝2~3 cm,测量前需将袖带充分排空。将血压计平放于心脏水平处,按开始键则自动开始测量,测量时手臂放松、手掌向上,过程保持平静,在测量过程中不要说话和移动身体。

6. 生命体征信息采集的注意事项

1)测量体温的注意事项

(1)测量前检查体温计有无破损,水银柱是否在35°以下。

(2)测量前20~30分钟应避免剧烈运动,避免进食、进冷热饮料、做冷热敷、洗澡、坐浴、灌肠等。

2)测量脉搏的注意事项

(1)偏瘫患者应测健肢。

(2)不可用拇指诊脉。

(3)脉搏微弱难测时,用听诊器听心率1分钟。

(4)出现脉搏短绌时,应由2人同时测量。

3)测呼吸的注意事项

呼吸微弱或危重患者,可用少许棉花置于鼻孔前,观察棉花被吹动的次数,测1分钟。

4)测量血压的注意事项

(1)为有助于测量的准确性和对照的可比性,应做到四定:定时间,定部位,定体位，定血压计。

（2）偏瘫患者应选择健肢测量。

（3）听不清或异常时要重测。

（4）防止血压计本身造成的误差。

7. 老年人居住情况采集的基础知识

询问被评估者本人及家属或陪同人员，如实选择居住情况选项，必要时，可与被评估者所属街道、社区单位再次沟通确认，确保信息的准确性。

此处为单选项目，可选的选项如下：独居，与配偶或伴侣居住，与子女居住，与父母居住，与兄弟姐妹居住，与其他亲属居住，与非亲属关系的人居住，在养老机构居住。

8. 老年人医疗费用支付方式采集的基础知识

询问被评估者本人及家属或陪同人员，如实选择医疗费用支付方式选项。除“商业医疗保险、全自费”的情况以外，必要时可与被评估者所属街道、社区单位再次沟通确认，确保信息的准确性。如有其他未列明情况，选择“其他”选项，并填入具体方式。必须以简体汉字格式填写，不得使用其他文字或用文字符号代替。此处为多选项目，最多可选 4 项。可选内容如下：

（1）城镇职工基本医疗保险；

（2）城镇居民基本医疗保险；

（3）新型农村合作医疗贫困救助；

（4）商业医疗保险；

（5）全公费；

（6）全自费；

（7）其他。

9. 老年人经济来源采集的基础知识

询问被评估者本人及其家属或陪同人员，如实选择经济来源，如有其他未列明情况，选择“其他补贴”时，应填入具体内容。必须以简体汉字填写，不得使用其他文字或用文字符号代替。此处为多选项目，最多可选 4 项。可选内容如下：退休金、养老金、子女补贴、亲友资助。其他补贴如间断性的慰问金、红包等不计入经济来源。

10.痴呆症状采集信息的基础知识

观察被评估者评估当日身心状态,进行判断。并向被评估者本人及其家属或陪同人员进行提问,进一步确定疾病程度。征得家属或陪同人员同意,可要求提供、查看病历、诊断书等资料,并在“特殊事项”中如实注明相关信息。可选内容有无、轻度、中度、重度。

1)轻度

表现为记忆减退,对近事遗忘突出;判断能力下降,病人不能对事件进行分析、思考、判断,难以处理复杂的问题;对工作或家务劳动漫不经心,不能独立进行购物、经济事务等,社交困难;尽管仍能做些已熟悉的日常工作,但对新的事物表现出茫然难解,情感淡漠,偶尔激惹,常有多疑;出现时间定向障碍,对所处的场所和人物能做出定向,对所处地理位置定向困难,复杂结构的视空间能力差;言语词汇少,命名困难。

2)中度

表现为远近记忆严重受损,简单结构的视空间能力下降,时间、地点定向障碍;在处理问题、辨别事物的相似点和差异点方面有严重损害;不能独立进行室外活动,在穿衣、个人卫生以及保持个人仪表方面需要帮助;不能计算;出现各种神经症状,可见失语、失用和失认;情感由淡漠变为急躁不安,常走动不停,可见尿失禁。

3)重度

患者已经完全依赖照护者,记忆力严重丧失,仅存片段的记忆;日常生活不能自理,大小便失禁,呈现缄默、肢体僵直,查体可见锥体束征阳性,有强握、摸索和吸吮等原始反射。

11.精神疾病采集信息的基础知识

观察被评估者评估当日身心状态,进行判断。并向被评估者本人及家属或陪同人员进行提问,除非病情严重到不能正确讲述病史,应尽可能让被评估者自己提供病史;对于自己提供病史者,如需向其他人了解病史,应先征得患者同意;对于本人不能提供病史者,应先向法定监护人了解病史。如果法定监护人不了解病史,则可以先向有关知情人了解病史,但应将病史情况及了解过程告知法定监护人,征得家属或陪同人员同意,可要求提供、查看病历、诊断书等资料,并在“特殊事项”中如实注明相关信息。可选的选项:无,精神分裂症,双相情感障碍，偏执性精神障碍，分裂情感性障碍，癫痫所致精神障碍，精神发育迟滞伴发精神障碍。

12. 事件信息采集的目的

（1）保证信息收集的全面性。

（2）为最终的等级评定提供基础的数据支持。

（3）为被评估人的最终的照护计划提供风险参数。

13. 事件信息采集的基本原则

（1）针对性原则。针对性原则要求评估人员紧紧围绕评估工作将要达到的目的，既不漏掉必要的信息，也不过度搜集非相关的信息。

（2）真实性原则。真实性原则要求评估人员在采集信息的过程中，要懂得消除评估对象刻意的隐瞒，或是无意的误导所带来的偏差，去“伪”存“真”，确保信息真实、可靠。

（3）系统性原则。系统性原则要求评估人员依据评估工具，合理地设计评估步骤，系统性地开展评估工作。

（4）全面性原则。全面性原则要求评估人员充分利用各种信息来源，采用语言和非语言沟通方式，完成评估指标集合所要求的信息采集。

（5）及时性原则。及时性原则要求评估人员不能采纳已经明显过时的信息源来完成当前的评估。须知老年人的健康状况和生活能力状况可能在短时间内出现较大变化。

（6）预见性原则。预见性原则要求评估人员不能完全拘泥于眼前的状况，要对未来短期内可能发生的状况进行合理预判。这是因为在评估工作中，评估人员采集的信息往往是片段的。

（7）科学性原则。科学性原则要求评估人员不能完全依赖个人的主观臆断开展评估工作，要更多地依赖科学的方法，尽力确保评估结果客观、准确。

（8）经济性原则。经济性原则要求评估人员在确保评估质量的前提下，尽量降低评估成本，如采用信息化的评估工具，或通过优化管理流程提升评估组织效能。

14. 事件信息采集的注意事项

（1）明确采集的范围（内容、时间、地域）。

内容范围是指根据信息内容与信息收集目标和需求相关性特征所确定的范

围,包括本身内容范围和环境内容范围。内容范围是由事物本身信息相关内容特征组成的范围,环境内容范围是由事物周边与事物相关的信息的内容特征组成的范围。

时间范围是指在信息发生的时间上根据与信息收集目标和需求具有一定相关性特征所确定的范围,这是由信息的历史性和时效性决定的。

地域范围是指在信息发生的地点上,根据与信息收集目标和需求具有一定相关性的特征所确定的范围,这是由信息的地域分布特征和信息收集的相关性要求所决定的。

(2)明确信息的准确性。该原则要求所收集到的信息要真实可靠,该原则是信息收集工作的最基本的要求。

(3)明确信息的时效性。该原则指信息的利用价值还取决于信息是否能及时提供,信息只有及时迅速地提供给它的使用者,才能有效地发挥作用。

(4)明确信息的全面性。该原则要求所收集到的信息要广泛、全面、完整,只有广泛全面地收集信息,才能完整地反映管理活动和决策对象发展的全貌,为决策的科学性提供保障。

15. 事件信息采集的方法与技巧

(1)访谈法。访问调查法又叫采访法,是通过收集访问对象信息与之直接交谈而获得有关信息的方法。

(2)测验法。测验法是指由评估人员预先设定好一个较为复杂的流程,分步骤引导评估对象参与测验,根据其完成情况,获取相应的信息。测验法通常用于不能直接通过访谈或者简单的行为观察来完成评估的项目。

(3)问卷法。这是一种包含统计调查和定量分析的信息收集方法。

(4)实地观察法。实地观察法是由评估人员现场对评估对象进行直接观察、检查、测量或计数而获取信息。实地观察法主要是"耳闻目睹",评估人员通过观察评估对象的自发行为或者设计规则,引导评估对象开展相应活动。

(5)查阅资料法。查阅资料法是由评估人员对评估对象已形成的资料文档进行系统性查阅并采集信息的方法。跟评估信息相关的资料通常包括评估对象的出院证明、体检报告、医保卡中的身份信息、护理记录等。

16. 事件信息采集的存储方法

1）数据库存储

（1）关系型数据库：如 MySQL、Oracle 等，可以将事件信息以结构化的方式存储在表中。便于进行查询、统计和分析，适用于数据结构较为固定、需要进行复杂关联查询的场景。

（2）非关系型数据库：如 MongoDB、Redis 等，具有高可扩展性和灵活性，能够存储半结构化和非结构化数据。适用于数据量大、结构不固定或者需要快速读写的场景。

2）文件存储

（1）文本文件：可以将事件信息以特定的格式存储在文本文件中，如 CSV、JSON、XML 等。简单易用，但查询和分析相对较麻烦。

（2）二进制文件：对于一些特定格式的事件信息，可以存储为二进制文件。读取和写入速度较快，但需要特定的软件来处理。

3）分布式存储系统

（1）Hadoop HDFS：适用于大规模数据的存储和处理，可以实现数据的分布式存储和并行计算。

（2）分布式文件系统：如 GlusterFS、Ceph 等，可以提供高可靠性、高可扩展性的存储解决方案。

4）云存储

（1）公有云存储：如 AWS S3、阿里云 OSS 等，提供便捷的存储服务，无需自己搭建和维护存储系统。但需要考虑数据安全和隐私问题。

（2）私有云存储：可以在自己的私有云环境中搭建存储系统，具有更高的安全性和可控性。

在选择事件信息采集的存储方法时，需要考虑以下因素。

（1）数据量：根据事件信息的规模选择合适的存储方式，确保能够满足存储需求。

（2）数据结构：如果数据结构固定，可以选择关系型数据库；如果数据结构不固定，可以选择非关系型数据库或文件存储。

（3）访问需求：如果需要频繁查询和分析数据，可以选择数据库存储；如果只需要存储数据，不进行频繁访问，可以选择文件存储或分布式存储系统。

(4)成本:考虑存储成本、维护成本和扩展成本等因素,选择性价比高的存储方式。

(5)安全性:确保存储的事件信息安全可靠,防止数据泄露和丢失。

五、信息管理

1. 基本信息填写的方法

由于人的健康和疾病问题一般是在接受相关的卫生服务过程中被发现和记录的,所以健康相关信息主要来源于各类卫生服务记录,包括如下内容。

(1)卫生服务过程中的各种服务记录。卫生服务记录的主要载体是卫生服务记录表单,是卫生管理部门依据国家法律法规、卫生制度和技术规范要求,用于记录服务对象的基本信息、健康信息以及卫生服务操作过程与结果信息的医学技术文档,具备医学效力和法律效力。

(2)定期或不定期的健康体检记录。

(3)专题健康或疾病调查记录。

与健康管理相关的卫生服务记录表单主要包括以下内容。

(1)基本信息:个人基本信息。

(2)儿童保健:出生医学证明、新生儿疾病筛查、儿童健康体检、体弱儿童管理等。

(3)妇女保健:婚前保健服务、妇女病普查、计划生育技术服务、孕产期保健与高危管理、产前筛查与诊断、出生缺陷检测等。

(4)疾病控制:预防接种记录、传染病记录、结核病防治、艾滋病防治、血吸虫病管理等。

(5)疾病管理:高血压病例管理、糖尿病病例管理、老年人健康管理等。

(6)医疗服务:门诊诊疗记录、住院诊疗记录、住院病案记录、成人健康体检等。

2. 基本信息填写的具体要求

(1)用黑色中性笔或钢笔填写。(不得使用铅笔、圆珠笔或其他颜色的中性笔、钢笔)

（2）书写时，文字用楷体或隶书，不得连笔，字迹要清晰可辨。

（3）要按照被评估人的真实情况在相应选项前的方框内打"√"或涂黑，不得在方框外进行选项的标记。

（4）不得随意在表格上进行涂改，填错需要涂改的，需要评估师在涂改位置签字确认。

（5）保持评估表的干净整洁、完好无损。

（6）填写时注意保护隐私及保密，评估数据及结果不得直接提供给被评估人员及其家属、陪同人员或其他无关人员。

（7）进行评估时，应保持客观、公正，使用准确的词语进行描述。

3. 信息数据的基本概念

（1）信息的概念。信息的作用在于消除观察者在相应认识上的不确定性，其数值则用以消除不确定性的大小或等效的以新增多少知识来衡量。虽然传播方式各式各样，但所有的社会传播活动的内容从本质上来说都是信息。

（2）信息的定义。信息的定义可以从不同的角度来理解。一方面表明由于个人所处观察与研究的角度及侧重点不同，导致他们各自所关注的只是其学科领域中信息现象的一个侧面、一个层面或一个典型特征；另一方面表明信息概念的复杂性。

4. 信息数据的分类和特点

（1）信息的主要特征。信息的主要特征包括可识别性、可储存性、可扩充性、可传递性、可共享性、可再生性、可转换性、时效性和时滞性。

（2）信息的分类。信息一般有 4 种形态，即数据、文本、声音、图像。这 4 种形态可以相互转化，如照片被传入计算机就转化成数据。

（3）数据的分类。数据是荷载或记录信息的按一定规则排列组合的物理符号。数据的种类很多：按照性质可分为定位数据、定性数据、定量数据、定时数据等；按照表现形式可分为数字数据、模拟数据；按照记录方式可分为地图、表格、影响、磁带、纸带等。

5. 信息数据的整理和存储

1）信息数据整理

（1）数据分类：按照业务类型、时间顺序、数据来源等进行分类，使数据具有明确的归属和逻辑关系。例如，将销售数据按不同产品类别、不同时间段进行分类;可以创建分类目录或标签体系,方便快速定位和检索数据。

(2)数据清洗:去除重复数据,确保数据的唯一性。可以通过数据比对工具或算法来识别重复项并进行删除;修正错误数据,对格式不正确、内容有误的数据进行修正。例如,检查日期格式是否统一,数值是否在合理范围内;

填补缺失数据,根据数据的特点和上下文,采用合理的方法填充缺失值,如均值填充、插值法等。

(3)数据标准化:统一数据格式,如将不同来源的日期格式统一为特定的标准格式;规范数据命名,使用清晰、一致的命名规则,避免混淆和歧义。

2)信息数据存储

(1)数据库存储:关系型数据库:适合存储结构化数据,具有严格的数据模式和事务处理能力。可以使用 SQL 语言进行高效的查询和管理;非关系型数据库:适用于存储半结构化和非结构化数据,如文档型数据库、键值对数据库等。具有高可扩展性和灵活性。

(2)文件存储:对于大量的文本文件、图像、音频等非结构化数据,可以采用文件系统进行存储。可以根据数据类型和用途进行分类存储,并建立合理的目录结构;考虑使用分布式文件系统,如 Hadoop HDFS,以实现大规模数据的存储和高可用性。

(3)云存储:利用公有云或私有云服务提供商提供的存储解决方案,可以轻松实现数据的存储和备份。云存储具有高可扩展性、高可靠性和便捷的访问方式;根据数据的安全性和隐私要求,选择合适的云存储服务级别,如加密存储、访问控制等。

(4)数据备份:定期对重要数据进行备份,以防止数据丢失。可以采用本地备份和异地备份相结合的方式,确保数据的安全性;使用专业的备份软件或工具,自动化备份过程,提高备份效率和可靠性。

总之,信息数据的整理和存储需要根据数据的特点和需求,选择合适的方法和工具,确保数据的准确性、完整性和可用性。同时,要注重数据的安全管理,采取有效的措施保护数据的隐私和安全。

6. 信息数据的安全管理

1)访问控制

(1)用户身份认证:采用强密码策略,要求用户设置复杂且不易被猜测的密码，并定期更换；多因素认证，如密码加指纹识别、密码加短信验证码等，增加身份验证的安全性；限制用户访问权限，根据用户的角色和职责分配最小必要权限，避免权限滥用。

（2）网络访问控制：防火墙，设置防火墙规则，限制外部网络对内部数据的访问，只允许必要的端口和协议通过；VPN，使用虚拟专用网络，确保远程用户安全地访问内部数据资源；网络隔离，将敏感数据所在的网络与其他网络进行隔离，降低被攻击的风险。

2）数据加密

（1）存储加密：对存储在数据库、文件系统等中的数据进行加密，即使数据被窃取，也难以被解读；采用全盘加密技术，保护整个存储设备的数据安全。

（2）传输加密：使用 SSL/TLS 等加密协议，确保数据在网络传输过程中的安全；对敏感信息进行加密后再进行传输，防止被窃听和篡改。

3）数据备份与恢复

（1）定期备份：制定数据备份计划，定期将重要数据备份到不同的存储介质或位置；可以采用全量备份与增量备份相结合的方式，提高备份效率。

（2）备份验证：定期检查备份数据的完整性和可用性，确保在需要时能够成功恢复；进行备份恢复测试，模拟数据丢失场景，验证恢复过程的有效性。

4）安全审计与监控

（1）审计日志：记录用户对数据的访问和操作日志，包括登录时间、访问的资源、操作内容等；定期分析审计日志，发现异常行为和潜在的安全风险。

（2）实时监控：使用安全监控工具，实时监测网络流量、系统活动等，及时发现攻击行为；建立报警机制，当检测到安全事件时，能够及时通知相关人员进行处理。

5）员工培训与意识提升

（1）安全培训：对员工进行信息安全培训，提高他们的安全意识和技能；培训内容包括密码管理、防范网络钓鱼、数据保护等方面。

（2）安全文化建设：在企业内部营造良好的安全文化氛围，让员工认识到信息数据安全的重要性；鼓励员工积极参与安全管理，报告安全问题和隐患。

通过以上措施的综合应用，可以有效地保障信息数据的安全，降低数据泄露和被破坏的风险。

7. 系统数据的更新和管理

(1)数据核查。数据录入后,首先必须对录入的数据进行核查。核查数据的准确性分两步进行:第一步是运行统计软件的基本统计量过程,列出每个标量的最大值和最小值,如果某变量的最大最小值不符合逻辑,则数据一定有误;第二步是数据核对,将原始数据与录入数据一一核对,更正错误,有时采用双录入法,然后用程序自动比对,不一致则一定是数据录入错误。双录入法是两个人将同一份数据分别录入不同电脑,而后进行比对。

(2)信息整理。信息整理就是将所获得的信息资料分门别类地加以归纳,使之能说明事物的过程或整体。资料整理一般可分为三步:一是进行信息分类;二是进行资料汇编;三是进行资料分析。

(3)信息更新。健康管理过程具有连续性,健康信息需要不断地进行更新。健康管理的信息的更新本质上就是将存在于各类卫生服务记录中的有关健康信息加以累积并进行分析。

8. 系统数据的应用

信息是一种战略资源和决策资源,是可以被健康管理者利用的关键信息。

(1)个体层面信息的利用。个人信息是指在现实生活中能识别特定个人的一切信息,如姓名、身份证号等。个人健康信息是个人信息的组成部分,是指一个人从出生到死亡的整个过程中,其健康状况的发展和变化情况以及所接受的各项卫生服务记录的总和。对个人健康信息的收集结果可以用来分析、评价其健康状况和健康危险因素,据此,制订有针对性的个人健康管理计划,提出具体的健康改善目标和健康管理指导方案,并针对健康危险因素的发展趋势进行相应的生活行为方式干预指导。除此之外,个人健康信息还可以用来进行健康管理效果的评价,如高血压等慢性病的管理有效程度的量化评价。

(2)群体层面信息的利用。健康管理者在工作中通过一定的定性和定量的调查研究方法,收集管理群体的健康信息的必要资料,通过科学、客观的分析、汇总和评估,做出社区诊断,分析主要健康问题、危险因素和目标人群,为制订干预计划提供参考资料,为企业、机关、团体提供群体健康指导建议和相关健康需求参考资料,通过讲座、咨询、个别重点对象的针对性指导、服务等方式,切实落实有效的干预措施,达到最大防治疾病和健康改善的效果。

9. 计算机的基本使用

（1）常用的计算机系统。（Windows、MacOS）

（2）常用的计算机办公软件。（Microsoft office、WPS）

（3）常用的数据处理软件。（文本处理：Word；数据处理：Excel；数据库：Acess；幻灯片制作：PowerPoint）。

10. 信息分类归档的概念和意义

1）建立评估档案的概念

居民健康档案是卫生保健服务中不可缺少的工具，是居民健康管理过程的规范科学记录。健康档案是以个人健康为核心，动态测量和收集生命全过程的各种健康相关信息，满足居民个人和健康管理需要建立的健康信息资源库，是社区顺利开展各项卫生保健工作、满足社区居民的预防医疗保健、康复健康教育、生育指导六位一体的卫生服务需求及提供经济、有效、综合、连续的基层卫生服务的重要保障。通过建立个人家庭和社区健康档案，能够了解和掌握社区居民的健康状况和疾病构成，了解社区居民主要健康问题和卫生问题的流行病学特征，为筛选高危人群开展疾病管理、采取针对性预防措施奠定基础，社区、卫生服务中心需要建立完善的社区居民健康档案，并严格管理和有效利用，有针对性地开展系统性社区卫生服务。

2）建立评估档案的意义

在我国，一般将居民健康档案分成三个部分，即个人健康档案、家庭健康档案、社区健康档案。健康档案的重要性已经为广大医务工作者所认同，建立一份良好的健康档案的意义主要有如下几点。

（1）能够帮助健康管理者全面系统地了解居民的健康问题及其患病的相关背景信息。

（2）有助于促进社区卫生服务的规范化。

（3）有助于全面评价社区居民的健康问题。

（4）有助于制订准确实用的卫生保健计划，合理利用社区有限的卫生资源，提高社区卫生服务水平。

（5）可用于评价健康管理者的服务质量和技术水平，有时还可以作为处理医疗纠纷的法律依据。

（6）健康档案中的资料信息，既可作为政府和医疗管理机构收集基层医疗信息的重要渠道，也可对突发公共卫生事件的应急处理提供及时准确的居民健康信息。

（7）居民健康档案是医学教学、科研的重要参考资料。

11. 信息分类归档的基本要求

（1）资料的真实性。健康档案是由各种原始资料组成的，这些原始资料应能真实地反映居民当时的健康状况，如实记载居民的病情变化、治疗过程、康复状况等。健康档案除了具有医学效力还具有法律效力，这就需要保证资料的真实可靠。

（2）资料的科学性。居民健康档案作为医学信息资料，应按照医学科学的通用规范进行记录。

（3）资料的完整性。居民健康档案在记录方式上虽然比较简洁，但记录的内容必须完整。这种完整性一是体现在各种资料必须齐全，应包括个人、家庭和社区三个部分；二是所记录的内容必须完整，如居民个人健康档案应包括患者的就医背景、病情变化、评价结果、处理计划等。

（4）资料的连续性。以问题为导向的记录方式及其使用的一些表格与传统的以疾病为导向的记录方式有显著不同。以问题为导向的记录方式，把居民的健康问题进行分类记录，每次患病的资料可以累加，从而保持了资料的连续性，并且通过病情流程表可以把健康问题的动态变化记录下来。

（5）资料的可用性。一份理想的健康档案，不应成为长期储存起来的死资料，而应是保管简便、查找方便并能充分体现其使用价值的活资料，这就需要健康档案的设计要科学合理，记录格式要简洁明了，描述要条理清晰，使用关键词、关键句。

12. 信息归档的分类

（1）个人评估档案。个人健康档案是指一个人从出生到死亡的整个过程中，其健康状况的发展变化情况以及所接受的各项卫生服务记录的总和。个人健康档案包括两部分内容：一是以问题为导向的健康问题记录，一般包括患者的基础资料、个人生活行为习惯记录、健康问题描述、健康问题随访记录、转诊会诊记录等；二是以疾病预防为导向的健康服务记录，包括预防接种记录、健康体检记录等。

（2）家庭评估档案。家庭健康档案是居民健康档案的重要组成部分，其内容包括家庭的基本资料、家系图、家庭评估资料、家庭主要问题目录、问题描述、家庭各成员的个人健康记录和家庭生活周期、健康维护记录。家系图是以绘图的方式来描述家庭结构、家庭成员医疗史、家庭成员的疾病遗传、家庭关系及家庭重要事件等。绘制家系图时应遵循以下原则。

①绘制家系图时所使用的符号应尽量简单。

②绘制家系图时可以从最年轻的一代开始,也可以从中间开始,一般从家庭中首次就诊的患者这一代开始,向上下延伸。

③标准的家系图应描述三代或三代以上的家人,包括夫妻双方家庭成员。

④长辈在上,晚辈在下;同辈中,长者在左,幼者在右;夫妻中,男在左,女在右;同一代人因位于同一水平线上,符号应大小相等。

⑤代表每个人的符号旁边应标记姓名、出生年月日、重大生活事件及其发生的时间、遗传病、慢性病等。

⑥用虚线圈出在同一处居住的成员。

⑦家系图绘制可一次完成,也可在照顾患者的过程中逐渐完成。

(3)社区评估档案。社区健康档案是记录社区自身特征和居民健康状况的资料库。健康管理者可根据社区健康档案中所收集的资料进行社会居民健康需求评价,最终达到以社区为导向进行整体性、协调性医疗保健服务的目的。较为完整的社区健康档案一般包括社区基本资料、社区卫生服务资源、社区卫生服务状况,社区居民健康状况等内容。

(4)机构评估档案。机构评估档案是将入院老年人的身体信息收集整理归档后形成的信息库。

13. 信息分类归档的管理原则

(1)多种方式相结合。在自愿的基础上,采取多种方式建立健康档案,不要求采用统一的方式建立健康档案。

(2)连续性服务原则。健康档案是在传统意义基础上扩大的病例记录及居民基本信息和临床与保健记录的内容,通过对健康档案的有效管理,能够体现健康管理和连续性服务的特点。

(3)科学性和灵活性相结合原则。档案管理首先不能远离医务人员,以免由于利用不便成为实际意义的“死档”,同时要保持健康档案的科学性,对上门接受服务的人群一个家庭建立一套,由于目前人力物力财力的条件限制,不要求为所有辖区居民建立健康档案,可分批有重点地针对重点人群,先行建立健康档案并进行动态管理,也可对参加新型农村合作医疗人群先行建立健康档案。

14. 大数据时代下的信息应用

1)健康医疗大数据的概念及应用

健康医疗大数据是指健康医疗活动产生的数据的集合,既包括个人从生到死的全生命周期过程中,因体检、治疗、运动、饮食等健康相关活动所产生的大数据,又涉及医疗服务疾病防控、健康保健和食品安全养生保健等多方面数据的集合。健康医疗大数据从概念上说,主要包括三个部分,即面向医院的电子医疗档案、面向区域卫生机构的电子健康档案和面向个人的个人健康档案。

2)大数据在健康管理中的应用

(1)健康状况检测和信息收集。

(2)健康风险评估和健康评价。

(3)健康干预和健康促进。

3)物联网技术

物联网是新一代信息技术的重要组成部分,也是信息时代的重要发展阶段。物联网就是物物相连的互联网,其有两层意思:其一,物联网的核心和基础仍是互联网,是在互联网基础上的延伸和扩展的网络;其二,其用户端延伸和扩展到任何物品与物品之间进行信息交换和通信,也就是物物相息。

4)健康医疗发展前景

(1)中医药事业依托大数据和移动医疗发展前景广阔。

(2)“O2O”模式将进一步发展,线上线下融合更加深入。

(3)移动医疗的发展方向将向健康管理不断靠近。

(4)健康医疗大数据的价值将进一步提升。

六、日常生活活动能力评估

1. 老年人进食能力评估的方法

1)评估项目

此处“进食”指的是经口进食,并对其操作进行观察、询问和测试。

（1）观察。在老年人进食时进行观察，看其是否能够独立使用餐具，如筷子、勺子等。其拿取餐具的动作是否稳当、准确。是否有咀嚼困难、吞咽缓慢、呛咳等异常情况。

（2）询问。询问老年人本人关于进食的感受。向照顾老年人的家属、护理人员等了解老年人的日常进食情况，包括食欲如何、进食量是否有变化、是否有特殊的饮食需求或限制等。

（3）测试：进行简单的进食能力测试，如让老年人在规定时间内用勺子将一定数量的豆子从一个容器转移到另一个容器，以评估其手部灵活性和协调性。给予老年人不同口感的食物，如饼干、蛋糕等，观察其咀嚼和吞咽的能力。

2）评估标准

（1）4分，可独立使用器具将食物送入口中并咽下，没有呛咳。

（2）3分，需在他人提示或指导下完成。或独立使用辅具，没有呛咳。

（3）2分，进食中需要少量接触式协助，偶尔（每月一次及以上）呛咳。

（4）1分，在进食中需要大量接触式协助，经常（每月一次及以上）呛咳。

（5）0分，完全依赖他人协助进食，或吞咽困难，或留置营养管。

3）注意事项

（1）尊重老年人意愿。在评估前，向老年人解释评估的目的和方法，征得其同意后再进行操作。

（2）观察细致。仔细观察老年人进食的全过程，包括取食、咀嚼、吞咽等各个环节，注意任何异常表现。

（3）记录准确。详细记录老年人在进食过程中的表现，包括进食的方式、速度、食量、是否需要协助等。记录任何异常情况，如呛咳、噎食、呕吐等，并注明发生的时间和频率。

（4）考虑特殊情况。如老年人患有疾病，如口腔疾病、消化系统疾病、神经系统疾病等，要考虑疾病对其进食能力的影响。

2. 老年人洗澡能力评估的方法

1）评估项目

（1）观察。现场观察老年人洗澡的全过程。如是否能够独立进入浴室，能否自己打开浴室门、走过门槛等。留意老年人脱衣、调节水温、使用沐浴用品、清洗身体各个部位等是否顺畅。观察老年人洗澡后的状态，如是否穿戴整齐、头发是否梳理得当等。

(2)询问。询问老年人本人关于洗澡的感受。例如,是否能够自己完成洗澡的全过程,是否需要他人协助。向照顾老年人的家属、护理人员等了解老年人的日常洗澡情况。

(3)测试。可以进行一些简单的测试,如让老年人在模拟浴室环境中,尝试做打开水龙头、调节水温等动作,以评估其手部灵活性和认知能力。对于行动不便的老年人,可以测试其在辅助器具(如洗澡椅、扶手)的帮助下能否完成洗澡。

2)评估标准

(1)4分,准备好洗澡水后,可独立完成个人的洗澡,不需要协助。

(2)3分,每次洗澡时,需要在他人指导或提示下完成,但可自己完成洗浴。

(3)2分,每次洗澡时,需要他人协助或帮忙,但以自身完成为主。

(4)1分,主要依靠他人协助完成洗浴,自身能给予配合。

(5)0分,完全依赖他人协助,且不能给予配合。

3)注意事项

(1)安全方面。确保评估环境安全,浴室地面应防滑,避免老年人滑倒受伤。要确保有紧急呼叫设备且功能正常,以便老年人在发生意外时能及时求助。

(2)尊重隐私:充分尊重老年人的隐私,在评估过程中尽量减少不必要的暴露。可以安排同性别的评估师进行评估,或者在必要时有家属在场。对老年人的身体状况和个人习惯保持敏感,避免让老年人感到不适或尴尬。

(3)考虑特殊情况。对于患有慢性疾病(如心脏病、高血压等)的老年人,要注意评估过程中可能出现的身体不适。对于身体有残疾或行动不便的老年人,要考虑其使用辅助器具(如轮椅、扶手、洗澡椅等)的情况,评估其在辅助器具帮助下的洗澡能力。

(4)沟通与解释。在评估前,向老年人详细解释评估的目的和方法,让老年人了解整个评估过程,减少其紧张和不安情绪。评估过程中,要耐心倾听他们的意见和需求,及时解答他们的疑问。

3. 老年人修饰能力评估的方法

1)评估项目

(1)面部修饰。

①观察。观察老年人的面部是否干净整洁,有无污垢、眼眵等。

能力评估基础知识

查看老年人的头发是否梳理整齐，老年人是否佩戴眼镜、耳环等，佩戴是否得当。

②询问。询问老年人是否能够自己洗脸、梳头、刮胡子（男性）等。

③测试。可以提供一些简单的面部修饰工具，如梳子、镜子、毛巾等，让老年人进行实际操作，观察其动作的协调性和熟练程度。

（2）手部修饰。

①观察。观察老年人的手指甲是否修剪整齐，有无过长或过短的情况。查看老年人的手部皮肤是否干燥、皲裂，是否有涂抹护手霜等护理措施。

②询问。询问老年人是否能够自己修剪手指甲、涂抹护手霜等。

③测试。让老年人进行简单的手部修饰动作，如拿起指甲剪修剪手指甲，涂抹护手霜等，观察其操作能力。

（3）足部修饰。

①观察。观察老年人的脚趾甲是否修剪整齐，有无过长或过短的情况。注意老年人是否穿着合适的鞋袜，鞋子是否干净整洁。

②询问。询问老年人是否能够自己修剪脚趾甲、涂抹护足霜等。

③测试。让老年人进行简单的足部修饰动作，如拿起指甲剪修剪脚趾甲，涂抹护足霜等，观察其操作能力。

2）评估标准

（1）4分，可自己独立完成，无须他人任何帮助，能够独立完成修饰定义中所有需要的行为动作。

（2）3分，可在他人指导或提示下完成修饰定义中所有需要的行为动作。

（3）2分，需要他人协助完成修饰定义中所有需要的行为动作，但以自身完成为主。

（4）1分，主要依靠他人协助完成修饰定义中所有需要的行为动作，自身能给予配合。

（5）0分，完全依赖他人协助，且不能给予配合。

3）注意事项

（1）尊重隐私。在评估过程中，要充分尊重老年人的隐私。对于涉及身体较为私密部位的修饰评估，要确保老年人的尊严得到保护。

（2）考虑特殊情况。对于患有帕金森病、关节炎等疾病的老年人，其手部精细动作可能会受到影响，修饰能力也会受到影响。视力或听力障碍的老年人在修饰过程中可能会遇到困难，评估师要观察他们如何应对这些障碍，以及是否需要特殊的辅助工具或他人帮助。

（3）安全问题。在评估过程中，要确保老年人的安全。如使用安全工具，避免老年人受伤。

（4）准确记录。认真记录老年人在修饰评估中的表现，包括独立完成的程度、需要协助的方面、所用时间等。记录任何特殊情况或问题，以便为后续的照护计划提供准确的依据。

4. 老年人穿衣能力评估的方法

1）评估项目

（1）穿脱上衣观察法。观察老年人在准备穿脱上衣时的动作，如是否能辨别正反面。观察其能否顺利地将手臂伸入袖管，是否需要他人协助调整衣服位置。注意脱上衣时，是否能以合理的方式解开扣子或拉链，然后将上衣脱下。

（2）穿脱下衣观察法。观察老年人在穿下衣时是否能辨别前后。看其在穿的过程中能否平稳地抬起腿，将脚伸入裤管，是否能独立拉上拉链或系好扣子；脱的过程中是否能顺利解开扣子或拉链，然后将下衣脱下。

（3）实际操作测试法。让老年人实际进行穿脱上衣和下衣的操作，可以选择不同款式的衣物进行测试，以更全面地了解其能力。记录老年人完成穿脱所需的时间，以及在过程中是否出现动作错误、犹豫不决等情况。

2）评估标准

（1）4 分，可独立完成。无他人任何帮助的情况下，能够独立完成“穿衣”定义中的所有行为。

（2）3 分，需要有人诱导、提示，才能完成穿衣动作。

（3）2 分，需他人部分帮助（能自己穿脱，但需他人帮助整理衣物、系扣和鞋带、拉拉链）。

（4）1 分，主要依靠他人协助整理衣物、系扣和鞋带、拉拉链，自身能给予部分配合。

（5）0 分，完全依赖他人协助，且不能给予配合。

3）注意事项

（1）评估前的准备。沟通与解释，提前与老年人及其家属进行充分沟通，说明评估的目的、方法和过程。环境准备，确保评估环境安全、舒适、温度适宜，有足够的空间供老年人进行穿脱衣服的动作，避免环境因素影响评估结果。

（2）评估过程中的注意要点。仔细观察老年人穿脱上衣、下衣的整个过程，包括寻找衣物、辨别正反面、穿脱的动作顺序，以及是否能够正确使用扣子、拉链或其他固定装置等。记录老年人完成穿脱上衣、下衣的时间，这可以作为评估其能力的一个参考指标。

（3）特殊情况的处理。某些疾病，如帕金森病、关节炎、脑血栓等，可能会影响老年人的手部灵活性、肢体协调性或认知能力，从而影响穿脱衣服的能力。评估师要在评估报告中详细记录。如果老年人使用辅助器具，如假肢、矫形器、助行器等，评估师要观察老年人是否能够正确使用这些辅助器具进行穿脱衣服的操作，以及辅助器具是否对穿脱衣服的过程产生了影响。

（4）评估后的工作。数据记录与整理，将评估过程中观察到的情况、记录的时间等数据进行准确、详细的记录和整理，确保评估结果的真实性和可靠性。评估报告应包括老年人的基本信息、评估结果、存在的问题及建议等内容。

5. 老年人大便控制能力评估的方法

1）评估项目

（1）观察。观察老年人的日常生活习惯，包括大便的频率、规律。记录老年人通常几天一次大便，是否有固定的时间点等。观察大便的形状，正常的大便应是成形的软便。注意是否有便秘（大便干结、排便困难）、腹泻（大便稀薄、次数增多）等异常情况。

（2）询问。询问老年人本人对自己大便控制能力的感受。了解其是否有便秘、腹泻、失禁等问题，以及这些问题出现的频率和持续时间。询问照顾老年人的家属或护理人员，了解老年人日常大便的情况，是否需要协助，如提醒上厕所、协助擦拭等。

（3）检查。对老年人进行身体检查，查看其腹部是否有压痛、肿块等异常情况，这可能提示有肠道疾病。检查肛门周围的皮肤状况，是否红肿、破损等，这可能与大便失禁或长期便秘有关。

2）评估标准

（1）4 分，可正常自行控制大便的排出。

（2）3 分，有时出现（每周小于一次）便秘或大便失禁，或自行使用开塞露、尿垫等辅助用物。

（3）2 分，经常出现（每天小于一次，但每周大于一次）便秘或大便失禁，或他人少量协助使用开塞露、尿垫等辅助用物。

（4）1 分，大部分时间均出现（每天大于等于一次）便秘或大便失禁，但尚非安全失控，或他人大量协助使用开塞露、尿垫等辅助用物。

（5）0 分，完全便秘或者完全大便失禁，需要他人协助排便和清洁皮肤。

3）注意事项

（1）安全与卫生。确保评估环境安全，如地面干燥、无障碍物，防止老年人在前往厕所或进行评估过程中摔倒。如果需要辅助老年人使用便盆等器具，要确保器具清洁、无破损，避免引起感染。

（2）观察细致。仔细观察老年人的排便过程，包括排便的姿势、用力程度、是否顺畅等。注意有无疼痛、出血、便秘、腹泻等异常情况。观察老年人排便后的表情和身体语言，判断他们是否感到不适或有其他问题。

（3）考虑特殊情况。对于患有慢性疾病（如糖尿病、心血管疾病等）的老年人，要考虑疾病对大便能力的影响。一些药物可能引起便秘或腹泻等副作用。对于身体虚弱或行动不便的老年人，要考虑他们在排便过程中是否需要特殊的辅助设备，如扶手、坐便器增高垫等。

6. 老年人小便控制能力评估的方法

1）评估项目

（1）观察。观察老年人的日常生活习惯，包括小便的频率、规律。例如，记录老年人白天和夜间小便的次数，观察老年人在不同情况下的小便控制表现，如行走、站立、坐着、躺着时是否有漏尿现象。

（2）询问。询问老年人本人对自己小便控制能力的感受。了解其是否有尿急、尿频、尿失禁等问题，以及这些问题出现的频率和持续时间。询问照顾老年人的家属或护理人员，了解老年人日常小便的情况，是否需要协助，如提醒上厕所、帮助更换尿布等。

（3）检查。对老年人进行身体检查，查看腹部、膀胱区域是否有压痛、肿块等异常情况。检查老年人的会阴部皮肤状况，有无红肿、破损等，这可能与尿失禁或长期使用尿布有关。

（4）评估工具辅助。可以使用一些评估量表，如国际尿失禁咨询委员会尿失禁问卷简表（ICI-Q-SF）等，对老年人的尿失禁程度进行量化评估。

2)评估标准

(1)4分,可自行控制排尿,排尿次数,排尿控制均正常。

(2)3分,白天可自行控制排尿次数,夜间出现排尿次数增多,排尿控制较差,或自行使用尿布、尿垫等辅助用物。

(3)2分,白天大部分时间可自行控制排尿,偶尔出现(每天小于一次,但每周大于一次)尿失禁,夜间控制排尿较差,或他人少量协助使用尿布、尿垫等辅助用具。

(4)1分,白天大部分时间不能控制排尿(每天大于等于一次,但尚非完全失控),夜间出现尿失禁,或他人大量协助使用尿布、尿垫等辅助用具。

(5)0分,小便失禁,完全不能控制排尿,或留置导尿管。

3)注意事项

(1)安全考量。如果评估涉及老年人实际排尿过程,要确保环境安全,无滑倒、碰撞等风险。对于行动不便的老年人,在协助其前往评估地点或进行排尿相关操作时,要小心谨慎,防止意外发生。

(2)沟通技巧。以温和、耐心的态度与老年人交流,让他们感到放松和被信任。认真倾听老年人对自己小便排放情况的描述,不打断、不质疑,充分理解他们的感受和困难。

(3)观察细致。观察老年人的表情、动作等,判断其在谈论小便排放问题时是否有不适、焦虑或痛苦的表现。注意老年人的衣着、床铺等是否有尿渍,以推测其可能存在的小便控制问题。

(4)考虑特殊情况。对于患有慢性疾病(如糖尿病、前列腺疾病、泌尿系统感染等)的老年人,要考虑疾病对小便排放能力的影响。了解老年人正在服用的药物,某些药物可能会影响排尿功能。对于使用导尿管等辅助排尿设备的老年人,要评估其使用的正确性和适应性,以及是否存在感染等风险。

7.老年人如厕能力评估的方法

1)评估项目

(1)观察。观察老年人日常如厕的行为表现。看其能否独立找到厕所位置,是否需要他人引导。观察如厕过程中老年人能否自己脱穿裤子,动作是否流畅、协调。注意老年人在厕所内能否平稳地蹲下和站起,是否需要借助扶手等辅助设施。

(2)询问。询问老年人本人对如厕能力的感受。是否觉得如厕困难,是否需要他人帮助。向照顾老年人的家属或护理人员了解老年人日常如厕情况。包括如厕的频率、是否有意外发生(如跌倒、尿失禁等)、是否需要协助等。

(3)测试。可以在安全的环境下进行模拟如厕测试。让老年人按照正常的如厕步骤进行操作,评估师观察其完成情况和所需时间。对于行动不便的老年人,可以测试其在使用辅助器具(如轮椅、坐便器扶手等)时的如厕能力。

2)评估标准

(1)4分,可独立完成。无他人任何帮助的情况下,能够独立完成如厕定义中的所有行为。

(2)3分,需他人帮助,使用辅助工具、自助具完成如厕行为。

(3)2分,需要部分帮助。包括排尿时需要他人在旁监护;行为动作需要提示后才能完成等。但以自身完成为主。

(4)1分,需要极大帮助。如厕需要他人帮助,自身能给予配合。

(5)0分,完全依赖他人协助,且不能给予配合。

3)注意事项

(1)安全第一。确保评估环境安全,卫生间地面应防滑,有必要的扶手等安全设施。避免老年人在评估过程中发生滑倒、摔倒等意外。特别是对于行动不便的老年人,更应多加注意。

(2)尊重隐私。充分尊重老年人的隐私,在评估过程中尽量减少不必要的暴露。可以使用屏风等遮挡物,确保老年人的尊严得到保护。避免在有他人围观的情况下进行评估,让老年人感到安心和舒适。

(3)沟通技巧。以温和、耐心的态度与老年人交流,解释评估的目的和方法,让老年人理解并积极配合评估。认真倾听老年人的讲述,了解他们在如厕方面的困难和需求,给予充分的关注和回应。

(4)观察细致。仔细观察老年人如厕的整个过程,包括行走、脱穿裤子、使用卫生间设施等各个环节,注意任何异常表现。

(5)考虑特殊情况。对于患有慢性疾病(如泌尿系统疾病、心血管疾病等)的老年人,要考虑疾病对如厕能力的影响。了解老年人正在服用的药物,某些药物可能会影响排尿、排便功能,从而影响如厕能力。对于使用辅助器具(如轮椅、拐杖、坐便器增高垫等)的老年人,要评估其对辅助器具的使用熟练程度和适应性。

8. 老年人床椅间转移能力评估的方法

1）评估项目

（1）观察。观察老年人从床转移到椅子和从椅子转移回床的整个过程。注意其动作的协调性、流畅性和稳定性。看老年人是否能够自己找到合适的转移角度和姿势。观察其在转移过程中是否需要借助外力支撑身体，如扶手、拐杖等。留意老年人的表情，判断其是否有痛苦、吃力或不自信的表现。

（2）询问。询问老年人本人对床椅转移能力的感受。是否觉得容易、困难或者需要他人帮助。了解老年人在进行床椅转移时是否有过跌倒或受伤的经历。询问老年人对转移辅助器具的需求和使用情况。向照顾老年人的家属或护理人员了解老年人日常的床椅转移情况。包括转移的频率、是否需要协助、是否有特殊的注意事项等。

（3）测试。可以进行实际的床椅转移测试。在安全的环境下，让老年人按照日常的方式进行床椅转移，评估师观察并记录其表现。测试过程中可以设置一些干扰因素，如模拟地面不平、光线较暗等情况，以评估老年人在复杂环境下的适应能力。

2）评估标准

（1）4 分，可独立完成。在无他人任何帮助的情况下，能够独立完成床椅转移定义中的所有行为或无须他人帮助，可以使用辅助工具完成转移动作。

（2）3 分，需他人帮助(需他人搀扶或使用拐杖)。根据身体机能，老年人有能力完成床椅转移动作。但是，基于安全考虑，需要部分帮助。包括转移时需要他人在旁监护，行为动作需要他人在旁提示等。

（3）2 分，需要部分帮助。老年人身体失去平衡时需有人搀扶，或需要依赖拐杖才能完成转移动作全过程。

（4）1 分，需极大帮助(较大程度上依赖他人搀扶和帮助)。在床椅转移的过程中，老年人的身体机能状态无法保证其自身安全，转移动作全过程需要他人搀扶、协助支撑身体等才能完成。

（5）0 分，完全依赖他人。根据身体机能，老年人没有能力独自完成床椅转移动作。转移动作全过程需要他人抱、搬动身体等才能完成。

3)注意事项

(1)安全第一。确保评估环境安全,床和椅子的位置摆放稳定,周围无障碍物,地面干燥防滑,防止老年人在转移过程中发生跌倒等意外。

(2)尊重隐私。充分尊重老年人的隐私,在评估过程中尽量减少不必要的暴露。可以使用屏风等遮挡物,让老年人感到舒适和安心。避免在有他人围观的情况下进行评估,除非得到老年人的同意。

(3)沟通与解释。在评估前,向老年人详细解释评估的目的、方法和过程,让老年人了解整个评估的意义和流程,减少他们的紧张和不安情绪。

(4)观察细致。仔细观察老年人在床椅间转移的整个过程,包括起始动作、转移方式、动作的协调性和稳定性等。注意老年人的表情和身体语言,判断他们是否感到吃力、疼痛或不适。

(5)考虑特殊情况。对于患有慢性疾病(如关节炎、心血管疾病等)或身体有残疾的老年人,要考虑疾病和残疾对床椅间转移能力的影响。评估师要了解老年人的疾病史和治疗情况,以便更准确地评估他们的能力。对于正在服用药物的老年人,要了解药物的副作用是否会影响他们的身体平衡、肌肉力量或认知能力,从而影响床椅间转移能力。

(6)准确记录。认真记录老年人在床椅间转移能力评估中的表现,包括独立完成的程度、需要协助的方面、所用时间等。记录要详细、准确、客观,以便为后续的照护计划提供依据。对于评估过程中出现的特殊情况或问题,也要进行详细记录,并及时与相关人员进行沟通和反馈。

9. 老年人平地行走能力评估的方法

1)评估项目

(1)评估前准备。

①选择合适场地。挑选平坦、干燥、宽敞且无障碍物的区域作为评估场地,以室内走廊或室外的平坦空地为宜,长度最好能满足老年人行走一段距离的需求。

②确认老年人状态。了解老年人的身体基本状况,包括近期是否受伤、疾病发作等,以及平时的行走习惯和使用辅助器具的情况。同时,确保老年人穿着舒适、适合行走的衣物和鞋子。

(2)具体评估过程。

①无辅助器具行走测试。让老年人在不借助任何辅助器具（如拐杖、助行器等）的情况下，以自己日常的行走速度和方式行走一段距离，比如 10 ~ 15 米左右。观察老年人行走时的步态、稳定性、连贯性等方面。

②有辅助器具行走测试（若有需要）。如果老年人平时使用辅助器具行走，在评估时也让老年人使用自己的辅助器具行走同样的距离。

2）评估标准

（1）4 分，可独立在平地上行走 50 米。老年人能够自主、平稳地在平地上行走 50 米及以上距离，不需要任何辅助器具，步态正常，速度适中，行走过程中不需要停歇，表现出良好的平衡能力和耐力。

（2）3 分，需部分帮助（体力或语言指导，辅助器具如拐杖、助行器等）可行走 50 米。在行走 50 米的过程中，老年人可能需要他人给予一定的帮助，比如轻轻搀扶手臂，或者需要语言指导，如提醒注意步伐、方向等。

（3）2 分，需少量的帮助（借助辅助器具，如拐杖、助行器等），但能够在这些帮助下较为顺利地完成 50 米的行走，行走速度可能稍慢，步态可能略有不稳，但总体能够保持前进。

（4）1 分，需极大帮助（较大程度上依赖他人搀扶或语言指导等）可行走 50 米。老年人行走时，很大程度上依赖他人的搀扶，可能需要他人用力支撑自己身体大部分重量才能缓慢前行。或者需要持续的语言鼓励和指导，每走一步都需要他人的提示和协助，行走速度极为缓慢，步态明显不稳，随时有摔倒的风险。

（5）0 分，完全依赖他人，不能行走。老年人完全无法独立行走，即使在他人的全力帮助下也难以移动，必须依靠轮椅等移动工具或者被他人以抱、背等方式进行移动。

3）注意事项

（1）安全保障。选择安全的评估场地，确保地面平整、干燥、无障碍物，避免老年人在行走过程中发生意外摔倒。

（2）身体状况确认。在评估前，详细了解老年人的身体状况，包括近期是否有疾病发作、受伤等，以及是否正在服用可能影响行走能力的药物。对于有慢性疾病（如心脏病、高血压、糖尿病等）的老年人，要密切关注其在评估过程中的身体反应，如有不适及时停止评估。

（3）辅助器具的合理使用。如果老年人平时使用辅助器具（如拐杖、助行器等)进行行走,在评估时应让其使用自己熟悉的辅助器具,以真实反映其日常行走能力。评估人员要观察老年人使用辅助器具的熟练程度和正确性,确保辅助器具能够有效地帮助老年人行走,而不是成为安全隐患。

(4)标准化操作。评估过程应严格按照标准化的流程和方法进行,确保评估结果的准确性和可比性。记录行走的距离、时间、步态等指标时要准确无误,避免主观因素的干扰。

10. 老年人上、下楼梯能力评估的方法

1)评估项目

(1)评估前准备。

①选择合适的楼梯。楼梯应具有合适的高度、宽度和坡度,且无明显损坏或障碍物。一般选择日常使用的楼梯,如住宅楼内的楼梯或康复机构中的标准楼梯。

②确保安全。在楼梯周围设置必要的防护措施,如扶手、防滑垫等,以防止老年人在评估过程中摔倒受伤。同时,准备急救设备并安排急救人员,以备不时之需。

③了解老年人身体状况。询问老年人的病史、近期身体状况、是否有疼痛或不适等,以及平时上下楼梯的习惯和能力。

(2)评估过程。

①观察行走姿势。让老年人在平地上行走一段距离,观察其行走姿势、步态、平衡能力等,以便与上下楼梯时的表现进行对比。

②无辅助器具上下楼梯。让老年人在不借助任何辅助器具的情况下,尝试上下楼梯。观察其上下楼梯的方式、速度、稳定性和协调性。上楼时,观察老年人是否能够一步一台阶地稳步上升,是否需要用手扶扶手,是否有气喘吁吁或疲劳的表现。下楼时,观察老年人是否能够控制身体的下降速度,是否能够平稳地踏下每一级台阶,是否有害怕或犹豫的表现。

③有辅助器具上下楼梯(如果需要)。如果老年人在无辅助器具的情况下上下楼梯有困难,可以提供适当的辅助器具,如拐杖、扶手、助行器等,让老年人再次尝试上下楼梯。观察其使用辅助器具的熟练程度和效果。

④记录时间和表现。记录老年人上下楼梯所需的时间,以及在过程中出现的任何问题或困难,如摔倒、停顿、需要休息等。

2)评估标准

(1)3分,可独立上下楼梯(连续上下10~15个台阶),不需要协助。

(2)2分,在他人指导或提示下完成。

(3)1分,需要他人协助,但以自身完成为主。

(4)0分,主要依靠他人协助,自身能给与配合,或者完全依赖他人协助,且不能给与配合。

3)注意事项

(1)安全第一。确保楼梯环境安全,楼梯无损坏、松动的台阶,扶手牢固可靠。检查楼梯的照明是否充足,避免因光线昏暗导致老年人看不清台阶而发生危险。评估过程中,最好有至少一名评估人员在旁边随时准备提供支持和保护,防止老年人摔倒。如果老年人身体较为虚弱或平衡能力差,可以考虑让其佩戴防护装备,如头盔、护膝等。

(2)了解身体状况。在评估前,详细询问老年人的身体状况,包括是否有心脏病、高血压、关节疾病等慢性疾病,近期是否有受伤、手术等情况。如果老年人有不适宜进行上下楼梯评估的身体状况,应谨慎进行或选择其他评估方式。

(3)循序渐进。评估过程中要循序渐进,从较慢的速度开始,让老年人逐渐适应上下楼梯的动作。如果老年人在某个阶段表现出明显的困难或不适,应立即停止评估,避免过度疲劳或受伤。可以先让老年人在平地上进行一些简单的活动,如行走、转身等,以观察其平衡能力和身体协调性,为上下楼梯评估做好准备。

(4)观察细节。注意观察老年人上下楼梯的姿势、步态和动作协调性。正常情况下,老年人应该能够稳定地一步一步上下楼梯,身体保持平衡,脚步踏实。如果老年人出现摇晃、不稳、拖步等异常情况,要详细记录。观察老年人是否需要借助扶手或其他辅助器具,以及使用辅助器具的熟练程度。同时,注意老年人在上下楼梯过程中的呼吸情况,是否有气喘吁吁、呼吸困难等表现。

(5)综合判断。上下楼梯能力评估只是老年人综合能力评估的一部分,应结合老年人的其他方面表现,如平地行走能力、坐立能力、认知能力等进行综合判断。考虑老年人的心理因素对上下楼梯能力的影响,如恐惧、焦虑等情绪可能会影响其表现。评估人员可以通过与老年人交流、鼓励等方式缓解其心理压力。

11. 老年人日常生活活动能力评估指标

1)基本生活自理能力

(1)进食:能否独立进食,包括使用餐具、切割食物、将食物送入口中等。

(2)衣:能否自己穿脱衣服,包括上衣、裤子、鞋子、袜子等。

(3)梳洗:能否独立进行洗脸、刷牙、梳头、剃须等个人卫生活动。

(4)如厕:能否自己进出厕所、完成大小便排泄及清洁。

2)移动能力

(1)行走:能否独立行走,包括在平地上行走、上下楼梯等。评估行走的稳定性、速度和距离。

(2)转移:能否从床上转移到椅子上、从椅子上转移到马桶上等。评估转移的安全性和独立性。

3)家务活动能力

(1)做饭:能否准备简单的饭菜,如煮面条、热饭菜等。

(2)购物:能否独立去超市或商店购买生活用品。

(3)打扫卫生:能否进行简单的家务劳动,如扫地、擦桌子等。

4)认知和沟通能力

(1)记忆力:能否记住重要的事情、人名、地址等。

(2)定向力:能否正确判断时间、地点和人物。

(3)语言表达:能否清晰地表达自己的想法和需求。

(4)理解能力:能否理解他人的语言和指令。

5)社会参与能力

(1)社交活动:能否与家人、朋友、邻居进行正常的社交互动。

(2)娱乐活动:能否参加一些娱乐活动,如看电视、听广播、下棋等。

(3)户外活动:能否进行户外活动,如散步、晒太阳等。

通过对以上指标的评估,可以全面了解老年人的日常生活活动能力,为制定个性化的护理计划和康复方案提供依据。

12. 老年人日常生活活动能力评估注意事项

1)评估前准备

(1)了解老人基本情况:在评估前,应充分了解老人的病史、身体状况、生活习惯等,以便更准确地进行评估。

(2)选择合适的评估环境:评估应在安静、舒适、安全的环境中进行,避免外界干扰。

(3)准备好评估工具:如评估量表、计时器、测量工具等,确保评估的准确性和可靠性。

2)评估过程中

(1)尊重老人:以尊重和关爱的态度对待老人,让老人感到舒适和放松。

(2)解释评估目的:向老人说明评估的目的和意义,让老人了解评估的过程和方法。

(3)观察全面:不仅要观察老人的实际操作能力,还要注意老人的表情、语言、情绪等方面的变化,以便更全面地了解老人的情况。

(4)给予适当帮助:在评估过程中,如果老人遇到困难,可以给予适当的帮助,但要注意不要过度帮助,以免影响评估结果。

(5)记录准确:对老人的评估结果要进行准确记录,包括评估时间、评估项目、评估结果等,以便后续分析和比较。

3)评估后处理

(1)分析评估结果:对评估结果进行认真分析,找出老人存在的问题和不足,为制定个性化的护理计划和康复方案提供依据。

(2)与老人及其家属沟通:将评估结果及时反馈给老人及其家属,让他们了解老人的情况,并听取他们的意见和建议。

(3)制定护理计划和康复方案:根据评估结果,制定个性化的护理计划和康复方案,明确护理目标和措施,为老人提供更好的服务。

(4)定期评估:对老人的日常生活活动能力应进行定期评估,以便及时调整护理计划和康复方案,确保老人的生活质量不断提高。

七、认知功能和精神状态评估

1. 认知和认知功能的概述

认知是人们接收外界信息,经过加工处理转换成内在心理活动从而获得知识或应用知识的过程。这一过程是机体认识和获取知识的智能加工过程,包括记忆、语言、视空间、执行、计算和理解判断等方面。认知的基础是大脑皮质的功能正常,任何引起大脑皮质功能和结构异常的因素均可导致认知功能损害。

认知功能是指人脑加工、存储、提取信息的能力,包括语言、记忆、执行、视空间、计算和理解判断等方面。认知功能损害是老年人的常见问题,可见于痴呆、谵妄、抑郁、语言障碍、注意力不集中、文化水平低下等,但常常被认为"老糊涂了"而未得到重视和诊治。

2. 认知功能评估的目的和方式

认知功能评估不仅可以确定受试者是否有认知功能受损,还可以判断受损的严重程度。确定其严重程度有助于确定其治疗方案及护理方案。

认知功能评估方式包括直接评估和间接评估。直接评估是给受试者一定的任务,观察其表现,根据受试者的表现进行评估。间接评估是通过询问受试者或其亲近的人来获取受试者的信息进行评测。直接评估比间接评估更可靠,但间接评估受躯体功能的影响较小。

常用的具体评估方式如下。

(1)客观心理评估:这是唯一的直接评估方式。

(2)知情者报告法:从比较了解受试者的配偶、子女、保姆、专业照料者等知情者处获得信息进行评估。

(3)问卷评估:分为结构式问卷、半结构式问卷和非结构式问卷。

(4)自我评价:这种方法易受到受试者的影响,所以不常用。

3. 认知障碍的表现

认知障碍是脑损伤造成大脑在摄取、存储、重整和处理信息的基本功能上出现的异常表现,包括判断力差、注意障碍、记忆障碍、推理能力降低、执行功能障碍、交流困难等。

不同脑区的损害会导致不同的认知障碍表现。

(1)额叶:记忆力、注意力、智力、执行方面的障碍。

(2)顶叶:失用症、躯体失认、忽略症、空间辨别及体像障碍。

(3)枕叶:视觉失认、皮质盲。

(4)颞叶:听觉理解障碍、短期记忆障碍。

(5)广泛大脑皮质损伤:全面的智能减退,甚至痴呆。

4. 认知功能评定的实施方法

认知功能评定的实施方法如下：

（1）筛查法；

（2）成套测验法；

（3）功能检查法；

（4）特异性检查法。

常用认知功能评价量表如下。

（1）简易智能精神状态检查（MMSE）量表：是国内外应用最广泛的认知筛查量表，内容覆盖定向力、记忆力、注意力、计算力、语言能力和视空间能力。MMSE 对识别正常老年人和失智老年人有较高的价值。

（2）蒙特利尔认知评估（MoCA）量表：蒙特利尔认知评估覆盖注意力、执行功能、记忆、语言、视空间结构技能、抽象思维、计算力和定向力等认知域，旨在筛查轻度认知功能障碍患者。

（3）阿尔茨海默病评估量表认知部分（ADAS-cog）由 12 个条目组成，覆盖记忆力、定向力、语言、实践能力、注意力等，可评定阿尔茨海默病认知症状的严重程度及治疗变化，常用于轻中度阿尔茨海默病的疗效评估（通常将改善 4 分作为临床上药物显效的判断标准），是世界上被广泛认可的评估工具之一。

（4）临床痴呆评定（CDR）量表：对痴呆患者认知功能和社会生活功能损害的严重程度进行临床分级，按严重程度分为 5 级，即正常、可疑痴呆、轻度痴呆、中度痴呆和重度痴呆。

5. 老年人常见情绪异常的表现

（1）焦虑症。

（2）抑郁症。

（3）疑病。

（4）厌世情绪。

（5）依赖性明显增强。

（6）遇事犹豫不决。

（7）坐立不安、搓手顿足。

（8）睡眠障碍。

（9）饮食习惯改变，可能前期表现为饮食少，后期生活不能自理，饥饿不知，有时营养不良或饮食习惯改变,如平时不喝酒突然喝起酒来。

(10)被害妄想。

6. 老年人出现冲动攻击行为的原因

(1)脑功能下降。失智老年人因为脑部萎缩,脑功能下降,导致情感和人格发生改变,对自己的行为缺乏控制。

(2)认知障碍。失智老年人因为认知障碍出现精神错乱,产生幻听、幻视、幻嗅,变得疑心重重,在误以为自己遭受迫害和威胁的时候,会进行自我保护。

(3)身体不舒服。有些失智老年人在出现发热、疼痛等身体不舒服的情况时,会认为自己处于受压迫的环境。

(4)照护员态度。照护员的急躁、不耐烦和不友好的表现,会让失智老年人认为自己会受到伤害。

7. 抑郁的概念

抑郁的概念是个体失去某种重视或追求的东西时产生的情绪体验,是一种最常见的情绪反应。老年人常因为退休、子女长大后离家、身患某种慢性疾病等而出现情绪低落、失眠等。

抑郁的临床表现如下:

(1)情绪低落;

(2)思维迟缓;

(3)意志活动减退;

(4)自杀观念和行为;

(5)躯体症状,主要表现为疼痛综合征,如头痛、颈部痛、腰酸背痛、腹痛和全身慢性疼痛;

(6)疑病症状,以躯体不适症状为主诉,消化系统最常见,便秘、胃肠不适是主要的症状。

8. 老年人抑郁症的心理预防

(1)鼓励老年人参加兴趣小组和社区举办的公共活动,培养新的兴趣爱好,多多建立与他人的交往联系。家人,特别是子女要多回家陪伴老年人,与老年人多聊天,以避免老年人产生孤独感。

(2)饮食护理。应在饮食上进行调理,以老年人的喜好为主,并注意营养均衡搭配。多进食一些有营养的食物,这类食物均有辅助安定神经、缓和情绪的效果。

（3）正确对待疾病。老年人大多有些慢性病，如果能把疾病稳定在最佳状态，可明显减少老年人因这些疾病产生的心理负担及经济负担，提高他们的生活质量。

（4）精神沟通。要指导老年人保持开朗、平静、乐观的情绪，培养生活情趣，教给老年人调节生活的方法，如情绪宣泄、转移话题。幽默、知足常乐等心理调节方法，能使老年人保持乐观、开朗、健康的心境。

9. 老年人焦虑的概述

1）焦虑的定义

焦虑是一种有用的情绪，对于个体和种族具有很强的生存价值，但是如果焦虑程度过高，就不再是对环境中各种威胁的适当反应，而可能成为个人困扰。焦虑障碍的定义：是人类焦虑情绪分布的一个极端，属于神经症或与压力有关的障碍。

2）焦虑症

焦虑症又称焦虑性神经症，是神经症这一大类疾病中最常见的一种，以焦虑情绪体验为主要特征，可分为慢性焦虑（广泛性焦虑症）和急性焦虑（惊恐发作）两种形式。急性焦虑又称惊恐发作，临床表现为，患者突然发生强烈不适，可有胸闷、透不过气的感觉，心悸，出汗，胃不适，颤抖，手发麻，有濒死感，有要发疯感或失去控制感，每次发作 15 分钟左右，发作无明显原因或无特殊情境。

3）焦虑和烦恼的一般表现

（1）坐立不安或紧张、急切；

（2）容易疲劳；

（3）难以集中注意力，大脑一片空白；

（4）易激动；

（5）肌肉紧张和入睡困难。

10. 谵妄的定义

谵妄是一种常见的重要的老年综合特征，是急性发作的精神和认知功能紊乱，是住院老年人常见的严重潜在致残或死亡的根源。住院老年人中谵妄发生率为 14%~56%，是住院患者最常见的并发症之一。具有认知功能障碍的患者（如痴呆）伴疾病或发生意外时就容易引起谵妄风险，尤其对急性精神错乱、意识模糊或间断意识障碍波动的高龄患者,要高度警惕。

谵妄的临床分型如下:

(1)高活动度型;

(2)低活动型;

(3)混合型;

(4)正常型。

11. 老年人行为异常的识别

老年人行为异常主要包括躁动行为、干扰行为、攻击行为。躁动行为通常是混乱引起的,包括自虐、不停发问或走动等;干扰行为是指语言或肢体动作需要家属或照护人员不停配合,如话多或吵闹等;攻击行为是指肢体、语言方面对他人有侵犯性举动。行为异常老年人会进行一些无目的的重复活动,如反复收拾东西,甚至是捡拾一些垃圾,表现为注意力涣散,变得比较急躁、易怒、冲动,来回走动,而且不注意个人卫生,蓬头垢面,可能流落街头、大小便失禁和生活不能自理,甚至会出现攻击、伤人毁物等行为。

12. 人格改变的概述

(1)人格也称个性,指个体在适应社会生活的成长过程中,在遗传与环境交互作用下,形成的独特的、相对稳定的身心结构,包括气质、性格、自我调控等。

(2)气质,就是我们平常所说的脾气、秉性,人的气质差异是先天形成的。性格反映了人们对现实和周围世界的态度,并表现在他的举止行为中。性格是在社会生活中逐渐形成的,同时也受个体生物学因素的影响。

人格的形成包括三个方面:本我、自我、超我。痴呆老年人多伴有大脑萎缩,不能控制自己的行为,性格开始出现改变,兴趣越来越窄,进而缺乏羞耻感及伦理感,变得对亲人漠不关心、不负责任,由安静转为焦虑、易激惹、言语粗俗、打人、骂人、不修边幅、不讲卫生、不顾社会规范、取他人之物据为己有,还可能表现为本能活动亢进等异常行为。

八、感知觉与沟通评估

1. 老年人意识水平评估注意事项

意识是人脑对大脑外表象的觉察，是能够觉察得到的心理活动。

意识水平评估注意事项：观察老年人的基本情况和状态，结合护理人员的叙述做出正确判断。若评定为昏迷，直接评定为重度失能，其他项目可以不用评估。

2. 老年人意识水平评估的评分标准

0 分，神志清醒，对周围环境警觉。

1 分，嗜睡，表现为睡眠状态延长。当呼唤或推动其肢体时可唤醒，并能进行正确的交谈或执行指令。

2 分，昏睡，一般外界刺激不能使其觉醒，给予强烈刺激时可有短时的意识清醒，醒后可简短回答提问，当刺激减弱后又很快进入睡眠状态。

3 分，昏迷，处于浅昏迷时对疼痛刺激有回避和痛苦表情；处于深昏迷时对刺激无反应（若评定为昏迷，直接评定为重度失能，可不进行下一项目的评估）。

3. 老年人视力评估的概念及方法

视力评估是眼部疾病诊断的主要依据，包括形态学和功能学方面的评估。在老年人视力评估中，一般进行的是视力、视野评估。

视力评估包括远视力检查、近视力检查、屈光检查。视野评估包括对照法、周边视野计检查法。

4. 老年人视力检测的评分标准

若平日戴老花镜或近视镜，应在佩戴眼镜的情况下评估。

0 分，能看清书报上的标准字体。

1 分，能看清楚大字体，但看不清书报上的标准字体。

2 分，视力有限，看不清报纸大标题，但能辨认物体。

3 分，辨认物体有困难，但眼睛能跟随物体移动，只能看到光、颜色和形状。

4 分，没有视力，眼睛不能跟随物体移动。

5. 老年人听力检测的方法

方法分为主观测听法和客观测听法。

(1)主观测听法是依据受试者对刺激信号作出的主观判断的记录,又称行为测听。

(2)客观测听法无需受试者的行为配合,不受其主观意识的影响,结果相对客观、可靠,但判断结果的正确性与操作者的经验有关。

具体方法有听力的快速筛查、HHIE-S 量表、自我听力评估、语言检查法、测试表、音叉实验等。

听力快速筛查包括听捻发音法、低声耳语法、听力问卷法等

6. 老年人听力检测的注意事项

(1)若平时佩戴助听器,应在佩戴助听器的情况下评估,尽量选择在安静、无噪声的环境下进行评估。

(2)表达方式不局限于口头回复,有语言表达障碍的老年人可采用手语、书写、肢体语言等方式。

(3)遇到听力受限的老年人,尽量创造出无噪声、无杂音的环境。

(4)不局限于此项目评估时,在与老年人沟通的全过程中,仔细观察老年人对声音信息的接收能力,有些老年人对熟悉的声音会有比较明显的反应,所以必要时也可让老年人与家属或照护人员进行会话沟通,评估员在旁仔细观察,检验答案的准确性。

(5)在与老年人沟通时,尽量减缓语速,保证发音清晰,可适当增加手势等肢体语言。

7. 老年人听力检测结果的正确解读

若平时佩戴助听器,应在佩戴助听器的情况下评估。

0 分,可正常交谈,能听到电视、电话、门铃的声音。

1 分,在轻声说话或说话距离超过 2 米时听不清。

2 分,正常交流有些困难,需在安静的环境或大声说话时才能听到。

3 分,讲话者大声说话或说话很慢时,才能部分听见。

4 分,完全听不见

8. 老年人沟通交流能力评估的概念

沟通交流能力是指老年人通过表达自己的需求和意见,参与互动交流、理解

信息的能力。沟通交流包括非语言沟通能力、与他人和外界环境接触、适应的能力。

9. 老年人沟通交流能力评估的评分标准

0 分,无困难,能与他人正常沟通和交流。

1 分,能够表达自己的需要及理解别人的话,但需要增加时间或给予帮助。

2 分,表达需要或理解有困难,需频繁重复或简化口头表达。

3 分,不能表达需要或理解他人的话。

10. 老年人感知觉能力评估指标评定的原则

0 分,能力完好:意识清醒,且视力和听力评为 0 或 1,沟通评为 0。

1 分,轻度受损:意识清醒,但视力或听力中至少一项评为 2,或沟通评为 1。

2 分,中度受损:意识清醒,但视力或听力中至少一项评为 3,或沟通评为 2;或嗜睡,视力或听力评定为 3 及以下,沟通评定为 2 及以下。

3 分,重度受损:意识清醒或嗜睡,但视力或听力中至少一项评为 4,或沟通评为 3;或昏睡、昏迷。

九、社会参与能力评估

1. 社会参与等级划分标准和方法

0 级,能力完好,总分 0~2 分。

1 级,轻度受损,总分 3~7 分。

2 级,中度受损,总分 8~13 分。

3 级,重度受损,总分 14~20 分。

总分是生活能力、工作能力、时间/空间定向、人物定向、社会交往能力的各项得分总和。

2. 老年人生活能力评估的方法

生活能力是对除个人生活自理外(如饮食、洗漱、穿戴、二便),料理家务(如做饭、洗衣)或当家管理事务的能力。

1 分,除个人生活自理外,能做家务,但欠好,家庭事务安排欠条理。

2 分,个人生活能自理,只有在他人帮助下才能做些家务,但质量不好。

3分,个人基本生活事务能自理(如饮食、二便),在督促下可洗漱;

4分,个人基本生活事务(如饮食、二便)需要部分帮助或完全依赖他人帮助。

3. 老年人工作能力评估的方法

1分,原来熟练的脑力工作或体力技巧性工作可照常进行。

2分,原来熟练的脑力工作或体力技巧性工作能力有所下降。

3分,对熟练工作只有一些片段保留,技能全部遗忘。

4分,对以往的知识或技能全部磨灭。

4. 老年人时间空间定向能力评估内容和方法

时间和空间定向能力是老年人判断时间、单独出远门、掌握新环境的方位的能力。

1分,时间观念有些下降,年、月、日清楚,但有时相差几天;可单独来往于近街,知道现住地的名称和方位,但不知回家路线。

2分,时间观念较差,年、月、日不清楚,可知上半年或下半年;只能单独在家附近行动,对现住地只知名称,不知道方位。

3分,时间观念很差,年、月、日不清楚,可知上午或下午;只能在左邻右舍间串门,对现住地不知名称和方位。

4分,无时间观念;不能单独外出。

5. 老年人人物定向能力评估内容和方法

人物定向能力是分辨陌生人的大致年龄和身份,能适当称呼;知道周围人们的关系,知道祖孙、叔伯、姑姨、侄子侄女等称谓的意义的能力。

1分,只知关系亲密的近亲属的关系,不会分辨陌生人的大致年龄,不能称呼陌生人;

2分,只能称呼家庭成员,或只能照样称呼,不知其关系,不辨辈分;

3分,只认识同住的亲人,可称呼子女或孙子女,可辨熟人和生人;

4分,只认识监护人,不辨熟人和生人。

6. 老年人社会交往能力评估内容和方法

社会交往能力是评估老年人参与社会,适应社会环境和待人接物的能力。

1分,能适应单纯环境,主动接触人,初见面时难让人发现智力问题,不能理解隐喻语;

2 分，脱离社会，可被动接触，不会主动待人，谈话中有很多不适词句，容易上当受骗；

3 分，勉强可与人交往，谈吐内容不清楚，表情不恰当；

4 分，难以与人接触。

十、能力等级分析和评定

1. 老年人一级能力指标数据

4 个一级指标，具体如下。

（1）自理能力：主要包括个体为独立生活而每天必须反复进行的、最基本的、具有共同性的身体动作群。

（2）基础运动能力：主要包括个体在认知功能、行为、情绪等方面的表现。

（3）精神状态：主要包括个体在意识水平、视力、听力、共同交流等方面的能力。

（4）感知觉与社会参与：主要包括个体适应环境，与周围人群联系与交流的能力。

2. 老年人能力评估等级标准原则

等级标准共分 5 级：0 级，能力完好；1 级，轻度失能；2 级，中度失能；3 级，重度失能；4 级，完全失能。其评估对象是需要接受养老服务的老年人，其提出申请后，从成功受理老年人的申请资料算起，30 日内完成评估。

评估原则：客观公正，科学规范；政府指导，社会参与；权益优先，平等自愿。每次评估要求 2 名评估员评估有效，评估员要具有观察、分析和理解能力，要关爱老年人、有耐心。评估环境至少要有 3 把椅子、一张桌子和 4 或 5 级评估用台阶。

3. 0 级老年人能力评估要点和原则

0 级为能力完好。要求一级指标中自理能力、基础运动能力、精神状态、感知觉都为 0 级，社会参与可以为 0 级或 1 级。0 级老年人的身体健康、精神健康，完全能够自理生活。

4.1级老年人能力评估要点和原则

1级为轻度失能。自理能力的分级为0,但基础运动能力、精神状态、感知觉中至少有1项的分级为1级以上,或社会参与的分级为2;或自理能力分级为1,基础运动能力、精神状态、感知觉与社会参与中至少有一项的分级为0或1。通行标准6项指标有1～2项不能完成,定义为轻度失能。

5.2级老年人能力评估要点和原则

2级为中度失能。自理能力分级为1,但基础运动能力、精神状态、感知觉与社会参与的分级均为2;自理能力分级为2,且基础运动能力、精神状态、感知觉与社会参与中有1～2项的分级为1或2。

6.3级老年人能力评估要点和原则

3级为重度失能。自理能力、基础运动能力、精神状态、感知觉与社会参与分级均为2;或自理能力分级为3,且基础运动能力、精神状态、感知觉与社会参与中至少有一项分级为3。

7.4级老年人能力评估要点和原则

4级为完全失能。昏迷状态直接判定4级,自理能力的分级为4;或自理能力、基础运动能力、精神状态、感知觉与社会参与分级均为3;或自理能力分级为3,且基础运动能力、精神状态、感知觉与社会参与中至少有一项分级为4。

8.能力评估等级的判定方法和注意事项

(1)以《老年人能力评估》(GB/T 42195—2022)和《国家职业技能标准》(2023年)作为评估标准,合理解释了一级指标、能力等级的内容。

(2)根据一级指标评定结果,结合变更依据,得出能力等级最终结果。

(3)评估可分为首次评估或初评、持续评估或常规评估、复评。

(4)最终等级评估结果备案:通过老年人能力评估中所得到的信息,能够明确地域特征和所在地老年人需求的关系;养老企业可借助评估数据量化各类具体需求,明确自己的客户群;政府可借助数据量化各类具体需求,更科学地推进养老服务设施的建设,增加建设不同档次、满足不同层次养老需求的养老服务设施。

(5)注意事项:评估结束要有2个评估员签字确认,信息提供人同时签字;评估小组组长要对过程和结果进行监督指导和审核信息;如对评估存疑,与老年人及其家属再次沟通确认;系统出现逻辑校正项目要重新确定。

9. 特殊事项、变更条款等因素对等级评定影响和鉴定方法

等级评定最终采用综合评价法，综合 5 个一级指标的等级及特殊情况、等级变更条款，最终确定能力等级（能力完好、轻度失能、中度失能、重度失能、完全失能）。

特殊情况变更等级如下：

（1）有阿尔茨海默病、精神疾病者，在原有能力级别上提高一个等级；

（2）近 30 天内发生过 2 次及以上跌倒、噎食、自杀、走失者，在原有能力级别上提高一个等级；

（3）处于昏迷状态者，直接评定为重度失能。

10. 等级评估报告的使用方法和注意事项

填写等级评估报告前要核实评估表。

（1）B1，自理能力评估指标，主要包括个体为了独立生活而每天必须反复进行的、最基本的、具有共同性的身体动作群。

等级评定
基本知识

（2）B2，基础运动能力评估指标，主要包括床上体位和床椅转移、平地行走、上下楼梯。

（3）B3，精神状态评估指标，主要包括个体在认知功能、行为、情绪等方面的表现。

（4）B4，感知觉与社会参与评估指标，主要包括个体的意识水平、视力、听力，以及共同交流和使用交通工具等方面的能力。

填写时务必确认是否一致，以保证结果无误。若需要进行复核，须在特殊事项记录单中如实、明确地填写复核理由。

根据一级指标结果初步评估等级，再根据变更等级依据得出最终等级。报告必须由 2 个评估员和信息提供者签字，并填写评定日期。

十一、评估报告撰写

1. 老年人能力等级评估报告内容

一级指标：自理能力评估 8 个项目；基础运动能力评估 4 个项目；精神状态评估 9 个项目；感知觉与社会参与评估 5 个项目。等级划分位 5 级，0 级，能力

完好(总分90分),1级,能力轻度受损(总分66~89分),2级,能力中度受损(总分46~65分),3级,能力重度受损(总分30~45分),4级,能力完全丧失(总分0~29分)。

2. 老年人能力等级评估报告要求

通过一级指标分级得出初步等级评估,评估等级为5级,即能力完好、轻度失能、能力中度失能、重度失能、完全失能。根据变更条件信息(参见报告表格),才能得到最终等级报告;评估中语言、文字、手势、肢体语言等交流方式都视为有效,评估中如遇评估者不舒服、昏迷、神志不清现象,应停止并取消评估,改日再约。

3. 评估报告的书写原则

(1)核实一级指标分级得分(自理能力评估8个项目;基础运动能力评估4个项目;精神状态评估9个项目;感知觉与社会参与评估5个项目)。

(2)按照标准评估等级,初步评估和最终评估都采用5个等级(按能力完好程度将老年人划分为能力完好、轻度失能、中度失能、重度失能、完全失能)。

(3)通常使用的评估方法有测试、观察、询问、查找、记录、综合评判。

(4)通过确认5个变更条件信息,给出最终评估等级。

(5)评估员具有良好的沟通、应变能力和团队合作能力。

4. 评估报告的规范要求

(1)规范流程为申请—评估—复核—公示—督查。申请应由老年人本人或其代理人提出。

(2)评估分类和标准:特殊情况导致老年人能力发生变化时,应即时评估;评估过程中,遇到突发状况并且会直接、间接影响到评估结果,应终止评估;对评估有异议提出复评申请,7日内重新组织评估。

(3)评审组长职责:监督指导,审核信息。

(4)评估数据保密性:评估员要对评估人员信息严格保密,评估信息的数据存储、传输要设置权限。

5. 评估实施过程的完整资料文件

(1)老年人能力评估基本信息表。

(2)能力评估表:ADL评估表、精神状态评估表、感知觉与社会参与评估表。

(3)老年人能力等级评估报告。

（4）特殊事项记录单。

6. 评估实施过程完整资料的规范要求

（1）依据《老年人能力评估》（GB/T 42195—2022）和国家职业技能标准《老年人能力评估师》（2023 年版），资料内容依照标准附录表格内容。

（2）评估表单包括：基本信息表、能力评估表、等级评定报告、特殊事项记录单等。

（3）能力评估是对老年人的生理、心理健康，精神状态和社会参与几个方面的全面评估、综合评价。评估需要 2 名评估员分别与老年人、照护者、家属沟通，可进行多次访谈，但要避免讨论。评估开始前评估员必须出示评估证，评估过程中，询问要用词礼貌得体、声音响亮、发音清晰，使用老年人容易理解的词语进行询问，评估结束如有疑问，可与评估者再次沟通确认。

7. 评估人完整信息的核对

完整信息包括评估编号、日期、评估原因、被评估者基本信息（人口社会学、疾病信息等 14 项）、联系人和信息提供者信息。评估原因有 4 项：初评，常规评估，即时评估，复评。

8. 评估人完整信息确认的规范要求

首先被评估人要提出申请，提交能力评估申请资料，评估员提前与提出申请的老人、代理人、监护人取得联系，确定、调整评估日期，在受理申请资料 30 日内完成。评估时，直接对老人居住环境进行观察，对老人及陪同人员直接提问，要求提供参考资料。在保证安全前提下，让老人自主完成评估。老人无法做出示范动作，或认为老人当场示范动作和平时有出入，须在特殊事项记录单上详细说明实际情况、判断理由、通常状态。

9. 评估资料整理归档的规范要求

（1）公示后对等级评估无异议的文件资料方可归档。

（2）归档资料必须完整（基本信息表、能力评估表、等级报告等）。

（3）归档的评估结果再利用：结合信息化手段，利用老年人能力评估数据的价值，分析评估数据，提高数据对养老产业的推动作用。

评估资料备案规范化结果的意义：合理定制老年人服务方案，确定机构养老需求和照料护理等级，合理解释服务项目的必要性，动态观察老年人健康状况，推进居家养老服务社会化，保护“五类人群”。

10. 评估资料整理归档方法

(1)经审核材料符合要求后,评估人员进行移交登记备案。

(2)按照编号内容进行分类装盒,注明标签,编制检索目录等,以供查阅。

(3)编号原则遵循老年人能力评估标准。

十二、家庭环境评估

1. 家庭环境评估概述

广义的环境是指人类生存的空间及其中可以直接或间接影响人类生活和发展的各种自然因素;狭义的环境则指环绕个体的区域,如病房、居室等。环境进一步分为物理环境和人文社会环境。老年人的物理环境则是指老年人居住场所以及社区的自然物理环境,如居家装修、社区绿化以及周边的配套设施等;而人文社会环境则指老年人生活的精神条件,如家庭关系、家庭支持、社区文化建设情况等。

2. 家庭环境信息采集的原则

(1)合理计划。在对老年人居住环境进行评估前,首先和老年人约定好时间,避免在老年人运动时间、休息时间或其他不方便的时间进行访问;其次计划好采访提纲,注意需要采集信息的轻重缓急以及时间分配,以免未采集到重要的信息,或者时间过长导致老年人后期不能良好配合;同理在社区进行评估时,若需要社区工作者参与,要提前做好准备。

(2)礼貌待人。在约定时间准时到达,访问前需自我介绍,出示有效证件,告知采访目的,取得老年人、家属以及社区工作者的配合。

(3)保护老年人及其家属的隐私。在采访中尽量避免涉及隐私问题,要时刻注意老年人的心理和身体变化,不要移动家居物品和翻阅私人物品,采访完毕禁止与同事及朋友讨论。

(4)注意采访技巧。在与老年人、家属以及社区工作者交谈时,要善于抓住中心问题,获取重要信息。进行家庭环境评估时,尤其是对于居住环境要注重细节、仔细观察。

3. 家庭环境信息采集的方法和内容

（1）交谈法。通过与老年人及其家属的交谈，采集老年人及其家属的基本信息，包括姓名、性别以及其他基础信息，如社区周边的基础设施——超市、菜市场等，评估老年人社区配套设施、医疗保健服务等其他服务与其需求的匹配程度，评估家庭的基本情况，确定老年人在家中的角色作用以及家庭成员对老年人的认知程度。

（2）观察法。观察老年人及其家属的居住环境、社区环境、家庭氛围等。

（3）量表评定法。可采用量表评估老年人的居家环境危险因素、家庭功能状况及家属对老年人的支持情况等。

（4）实地考察法。与老年人及其家属交谈社区周边的配套设施后，也要进行实地核实。

4. 家庭环境的定义

家庭是社会的细胞，是人类社会最基本的生产和生活单位。家庭环境与老年个体的健康关系密切，因为老年人退休后的主要活动场所是家庭。家庭因素是影响老年人主观幸福感不可忽视的因素。当家庭环境发生改变时，家庭功能直接受到影响，而老年人是最容易被影响的成员，因此需要了解老年人的家庭环境，分析环境中的不良事件和潜在危机，从而掌握影响老年人身心健康的问题和相关因素，这是了解养老问题的重要工作。

环境评估
基本知识

5. 家庭类型和结构

家庭类型是指家庭人口结构。我国常见的家庭类型有：核心家庭、主干家庭、联合家庭、单人家庭、残缺家庭、其他。

我国多数家庭以婚姻为基础，以法律为保障，传统观念较强，家庭关系比较稳定。随着经济与社会的发展，家庭结构发生了变化，以核心家庭为主，空巢、独居老年人增多，社会养老负担增加。此外，由于人口流动性增加、离婚率增高、青年晚婚、未婚生育、人类预期寿命延长和丧偶等，单身家庭与单亲家庭也呈现增多趋势，该类家庭容易出现家庭健康问题，需要得到社区及社会的关注。

6. 家庭成员关系分析

（1）家庭角色。家庭角色指家庭成员在家庭中所占有的特定地位，代表着成员在家庭中应执行的职能。

(2)家庭权力。家庭权力指家庭成员对家庭的影响力、控制权和支配权,可分为传统独裁型、情况权威型、分享权威型三种。一个家庭可以有多种权力结构并存,不同时期也可以有不同类型。

(3)家庭沟通。家庭沟通是指家庭成员间在情感、愿望、需求、意见、信息与价值观等方面进行交换的过程,最能反映家庭成员间的相互关系。

(4)家庭价值观。家庭价值观是指家庭成员对家庭活动的行为准则及生活目标的思想、态度和信念。家庭价值观指导家庭成员与家庭的行为,影响家庭生活方式、教育方式、健康观念与健康行为等,其形成受到家庭所处的社会文化、宗教信仰与现实状况的影响,是家庭生活的重要组成部分。

7. 老年人在家庭中主要角色作用的评估

角色转变会对老年人带来很多的影响,如果老年人没有很好地适应新角色,就会产生很多负面情绪,如果这些情绪不及时排解的话,甚至会引发抑郁症等严重的精神问题。

1)老年人角色转变的主要表现

(1)劳动角色转换成被供养角色。

(2)决策角色转换成平民角色。

(3)工具角色转换成情感角色。

(4)父母角色转换成祖父母角色。

2)角色转变下产生的矛盾

在上述的角色转变下,会产生以下矛盾。

(1)老有所为与身心衰老的矛盾。

(2)老有所养与经济保障不充分的矛盾。

(3)安度晚年与意外事件刺激的矛盾。

8. 老年人角色作用的评估目的和方法

(1)评估目的:明确老年人对角色的感知,判断角色行为是否正常,是否适应角色变化以及不良冲突,以便及时采取干预措施,避免角色功能障碍给老年人带来的生理和心理两方面的不良影响。

(2)评估方法:通过询问的方式进行,常用开放式的方法进行评估。

(3)评估内容:判断老年人的家庭角色功能充分与否,可从以下三个方面进行。

①一般角色。了解老年人过去从事的职业、担任的职务以及目前所承担的角色。有效的评估有利于防范老年人退休带来的不良后果,也可以判定其是否适应目前的角色,如询问老年人最近做了什么事情、什么事情很困难、什么事情最重要、哪些事占了大部分时间,评估老年人角色的承担情况。

②家庭情况。了解老年人家庭地位的变化和角色的变化。另外对性生活的评估,也可以了解老年人夫妻角色功能,有助于判断老年人社会角色及家庭角色状态。

③角色的适应。评估老年人对自己承担的角色以及对角色期望是否满意,评估有无不良的身心行为反应,如头晕、头痛、失眠等生理表现,紧张、焦虑、抑郁等心理表现。角色的适应是为达到认识角色的目的而采取行动的过程,包括角色冲突、角色模糊、角色匹配不当和角色负荷过重或不足。

9. 家庭支持的基础知识

家庭支持体现了家庭功能,主要指为尊重和满足家庭差异性需求,家庭的其他成员为某个人(如父母)所提供的帮助,以维持和提升家庭照料能力,助力个体的发展并维护家庭的完整性。因为老年人的社会交往不断减少、身心功能下降,对家庭的依赖增强,所以家庭支持对老年人有着非常重要的影响。家庭成员对老年人的家庭支持主要可以分为经济支持、生活照料和情感支持三个方面。评估家庭支持是为了了解家庭需求及家庭系统的积极力量和资源,以帮助维持、提高或重建家庭支持。

10. 家庭支持内容

1)亲属关系

了解老年人的家庭成员都有哪些,包括子女、配偶、兄弟姐妹等,明确他们与老年人的关系亲疏程度。

2)居住情况

弄清楚家庭成员是否与老年人共同居住,以及共同居住的成员有哪些。如果老年人独自居住,那么在评估其生活能力时,需要更加关注其独立应对日常生活的能力以及可能面临的安全风险。

3)经济支持评估

经济来源,了解老年人的主要经济来源,判断家庭在经济方面对老年人的支持力度。有些老年人可能主要依靠退休金、养老金生活,而有些可能需要子女提供一定的经济支持。评估师需要明确家庭经济支持的稳定性和可持续性,这会影响到老年人的生活质量和后续的养老服务需求。

4)财产状况

了解老年人的个人财产状况以及家庭财产的分配情况。这不仅关系到老年人自身的经济保障,还可能影响家庭对老年人的长期照料意愿和能力。

5)家庭照料支持评估

日常照料情况,评估家庭成员对老年人日常生活的照料情况,包括饮食、起居、洗漱、穿衣等方面。了解家人是否能够为老年人提供及时、有效的照料服务,以及照料的质量如何。

6)医疗护理支持

了解家庭成员在老年人患病或需要医疗护理时的支持情况。例如,家人是否能够陪同老年人就医、帮助老年人管理药物、掌握基本的护理技能等。

7)心理支持情况

关注家庭成员对老年人的心理支持情况,包括情感陪伴、沟通交流、精神慰藉等方面。老年人的心理健康对其生活质量和身体健康有着重要的影响,而家庭的心理支持是维护老年人心理健康的重要因素。

8)配合度

评估家庭成员在评估过程中的配合程度,包括是否能够如实提供老年人的相关信息、是否愿意参与评估过程、是否能够按照评估师的建议为老年人提供相应的支持和帮助等。如果家庭成员的配合度不高,可能会影响评估结果的准确性和可靠性,因此评估师需要积极与家庭成员沟通,争取他们的配合。

十三、社区环境评估

1. 社区适老化设计概述

老年人由于身体机能老化、活动能力与活动范围受限,对于社区内和周边的环境、设施配套需求更加突出,尤其是户外锻炼、休闲聊天、买菜购物是老年人日常的高频活动场景。适老化是指根据老年人的生理特点和心理特点在公共场所及住宅中,帮助老年人更好地出行和生活做出的相应变化。适老化设计不仅仅是指无障碍设计和急救体系，还包括针对老年人心理特点所做出的一系列设计。适老化的最终目的是增强老年人生活的安全性和便利性，让老年人能自由地安度晚年，有追求自由的权利。在我国“居家为基础、社区为依托”的养老服务体系当中，绝大多数老年人将通过家庭照护和购买社会化养老服务等方式实现居家养老，因此社区是老年人的主要居住生活空间载体。

2. 社区适老化设计原则

（1）整体性原则。社区环境是一个有机的整体，由建筑、道路、景观、标识、照明等多种元素共同组合而成，在进行社区环境的适老化设计或改造时，仅考虑局部或单一元素的适老化是不够的，需要系统规划、全面考虑。

（2）便捷性原则：随着身体机能的衰退，老年人步行出行的速度、耐力、距离和范围会受到一定程度的限制。对于大多数老年人来说，一次出行的最大步行半径在 800 m 左右。因此，步行流线的设计应尽量便捷，各类活动场地和配套服务设施应布置在邻近且易于到达的位置。

（3）安全性原则。安全性作为最基础的考量原则，在社区活动中心这样的公共空间中显得尤为重要，老年人作为社区活动中心的主要使用群体，由于身体机能的减退，发生意外事件所造成的后果更加严重。

（4）灵活性原则。适老化的室内空间应当做到灵活性设计。

（5）舒适性原则。适老化设计应当考虑老年人在这个空间中的生活、娱乐、休闲、学习、运动等日常需求，基于对老年人的考量，打造适宜老年人的生活空间。

（6）参与性原则。社区环境的营造应注意提升老年人的参与感，为他们创造参与活动的机会和场所，充实他们的日常生活，满足他们老有所为、实现自我价值的需求。

（7）丰富性原则。在社区环境的规划设计当中，应设置类型丰富的活动场地，为老年人提供多样的社交活动选择。

（8）通用性原则。适老社区环境的营造应立足于全生命周期的视角，充分考虑通用性，做到适合于老年群体的同时，也应适合其他年龄群体，促进代与代之间的沟通交流。

3. 适老化理念基础知识

（1）减少行动障碍，保障安全。在公共空间的设计中，首先应该加强设施的完善,如尽量减少上坡与下坡,保障室内地面平稳,以降低老年人的摔倒概率。

(2)空间布局合理,促进交流。在空间设计中要充分考虑老年人的内心感受。在进行空间布局的时候要尽量减少室内隔断,降低室内装饰品以及家具对视线的阻碍,视觉上不影响老年人之间的交流。

(3)合理进行空间暗示,降低认知功能障碍。认知功能障碍是一些老年人目前存在的一大问题,很多老年人由于无法判断空间中的危险设施,时常会造成不必要的人身伤害。因此,在空间设计中必须加强窗户以及阳台、露台等危险区域的防护措施,在这些区域设立通俗易懂的警示标识,提高老年人的警惕程度,保护其人身安全。

(4)人性化细节设计。老年人的生理和心理特征要求我们在进行设计的时候要注重人性化细节设计。首先,要考虑老年人的实际身体状况,在进行空间过道设计的时候要保证足够的宽度,防止摔倒和各种意外事故。其次,要设置足够安全的电梯以方便垂直交通,保障室内拥有无障碍动线。

(5)设置特殊空间,促进老年人锻炼身体。在社区公共空间中可以设置便于老年人锻炼身体的空间,有利于老年人的健康。

(6)重视陈设与装饰。在社区公共空间中,可以充分利用陈设品来营造温馨和谐的室内环境。此外,陈设品也可以促进人与人之间的交流,如老年人感兴趣的书画等作品,这些都能够在一定程度上促进老年人之间的交流。

4. 社区配套设施适老化设计的评估

社区公共服务设施是老年人日常生活及其实现居家养老的重要载体,其服务质量直接影响老年人的日常生活水平。公共服务设施布局适老化意味着公共服务设施的空间布局对老年人群体出行便利、适合。可以从两方面去理解其含义:一是公共服务设施布局满足老年人对设施出行的需求特征,而老年人群体对设施的需求主要可以分为多样性、便捷性、品质需求等,另外还有舒适性、安全性等出行需求;二是从老年人的出行行为特征出发,公共服务设施的布局是否具有合理性。社区公共服务设施包括生活服务设施、医疗保健设施、文化活动设施和安全保障设施。

5. 社区需具备的适老化设施

(1)生活服务设施。生活服务设施主要有:日常服务设施,包括社区菜市场、食品店和超市等;市场服务设施,包括社区银行、水电气服务站等。

（2）医疗保健设施。社区医疗保健设施可为居家养老的老年人提供基础的医疗服务。

（3）文化活动设施。①社区文体设施：社区文体活动区域应按干扰程度划分动区和静区；②社区公共卫生间：在社区公共区域应设置公共卫生间，如步道的交叉点、动静过渡区域等节点位置，便于老年人在户外活动时方便。

（4）安全保障设施。安全性是安全保障设施建设的着力点，也是居家养老社区生活的着眼点。

6. 社区医疗保健服务适老化设计的评估

在社会系统中，对卫生保健系统的评估是最重要的。需要评估社区内提供健康服务的机构种类、功能、地理位置，所能提供服务的范围、时间，卫生经费来源、收费情况、技术水平、就诊人员特征等，以及卫生服务资源的利用率、老年人的接受度和满意度，还要判断这些机构能否为社区中的老年人提供全面连续的服务，同时评估社区的转诊程序以及与其他机构的配合情况。

7. 社区家庭照护和家政服务的适老化设计评估

老年人家庭照护和家政服务适老化设计是指将机构、社区与居家养老服务结合起来，更好地开展老年人多样化的养老服务需求。需要从以下几个方面进行评估。

（1）以家庭为基础。评估家庭成员在老年人的照料中是否发挥作用，家庭成员照料老年人为家庭照护增能，提升家庭照护的功能和水平，满足老年人原居安养的愿望。

（2）以专业照护机构为支点。评估养老机构是否派有资质的服务人员，是否有相应设施设备，是否根据老年人的实际照护需求提供专业规范的机构式照护服务。

（3）以社区为服务半径。养老服务机构在以机构所在地和服务对象居住地为中心的集中范围内开展服务，一般形成 15 分钟服务半径，确保及时响应和服务可及。

8. 社区安全隐患相关知识

1）消防安全隐患

（1）消防设施不能正常使用，包括消防管道无水、消防泵房不能正常启动、火灾自动报警系统故障。

(2)楼道内堆放杂物,堵塞、占用消防通道。

(3)可燃物存放量过大,未及时清理;业主私自储存易燃易爆物品,燃放烟花爆竹。

(4)自动报警系统失效,探测器未定期检查、保养。

(5)烟头随意乱扔;电气柜未经常检查。

(6)未在一些位置张贴消防警示标志。

2)设备隐患

(1)有些老旧电梯未能及时维护,容易发生事故。

(2)供电线和网线老化,排线混乱,易漏电。

(3)灯光过于昏暗或者损坏没有及时维修,晚上出行易摔跤。

3)其他隐患

(1)业主养宠物,如狗、猫等未打防疫针。

(2)外卖、快递人员要特别注意。

9. 照顾者评估的内容

(1)照顾者负担评估。照顾者的负担包括躯体、生理、心理、社会和经济各方面的问题。对照顾者负担的评估包括主观负担评估和客观负担评估。主观负担评估主要指护理老年人时的紧张、不满等心理情感。客观负担评估主要指花费多少时间精力和费用来照顾老年人。

(2)照顾者需求评估。

(3)照顾者生活质量评估。

10. 照顾者照顾不当的判断参考

如出现以下一种或多种问题,就应怀疑照顾者有对其照顾对象照顾不周的可能:

(1)老年人皮肤有损伤,如有伤口、青肿及未经处理的压疮;

(2)照顾者对老年人皮肤损伤的解释看似不合理;

(3)老年人伤口或青肿呈现出让人疑惑的特殊性;

(4)老年人有营养不良或者脱水现象,而照顾者对其饮食或者摄水量等情况模糊不清;

(5)老年人多次出现粪、尿污染或者全身不清洁状况;

(6)常让老年人独居,没有采取能让老年人感到开心的办法;

（7）老年人所需的医疗帮助未及时得到满足，在反复通知照顾者后，仍未购买所需药品或者设备；

（8）老年人似乎害怕与人交谈，特别是问及生活情况或有关皮肤损伤问题的时候。

照顾者正确合理的看护会给老年人创造一个更有利于养老的环境，所以对照顾者的评估是很必要的一项工作。

十四、照护服务需求

1. 老年人文化评估

老年人文化的评估就是评估文化对老年人健康的影响。对老年人健康评估时不能忽略文化因素，应考虑文化背景和民族差异。价值观、信仰、信念和习俗是文化的核心要素，与健康密切相关，决定着人们对健康、疾病、老化和死亡的看法及信念，是文化评估的主要内容。

老年人文化评估的目的如下。

（1）熟悉老年人的文化差异，分析老年人在健康观念、求医方法、医疗习惯方面是否存在文化差异，了解影响老年人健康的各种文化因素，如生活习惯、习俗和饮食习惯等。

（2）制定有效的解决措施，通过文化评估，制定出符合老年人文化背景的有效措施。

2. 老年人经济状况评估

老年人经济状况对其物质生活和精神生活有着广泛的影响。贫困对健康有明显的负面影响。经济状况的评估是通过个人收入是否满足老年人的个人需要、是否需要他人的支持来衡量。目前我国老年人主要的经济来源是离退休金、家人供给、国家补贴、养老保险。

老年人经济状况可通过以下问题了解：

（1）您现在的状况是全职、兼职、退休？是否伴有残疾？

（2）在您一生当中主要做什么工作？

（3）您的配偶现在或者以前有工作吗？

(4)您的收入来源于您还是配偶？如工资、租金、投资的利润、社会保险、社会补贴、退休金、朋友或家人给予、资金、私人或企业帮助、福利和其他。

(5)您和您的配偶一年的收入是多少？

(6)家里多少人需要这些钱？

(7)您有自己的家吗？

(8)您的财产和经济来源能否满足紧急情况使用？

(9)您的花费是否超过了您的支付能力？

(10)根据您现在的经济状况是否需要他人的帮助？

(11)您能支付起自己的食物费用吗？

(12)您认为您需要外界救助吗？

(13)您能支付起医疗健康保险吗？

(14)您认为您和您的家庭在经济上和同龄人相比如何？

(15)您的钱是否能满足您的需要？

(16)您是否经常用额外的钱买奢侈的东西？

(17)您认为今后的经济能否满足您的生活？

3. 生活质量的相关知识

世界卫生组织将生活质量定义为不同的文化、价值体系中的个体对与他们的目标、期望、标准及关心的事情有关的生活状态的综合满意度及对个人健康的一般感觉。一般认为生活质量是对个人或群体所感觉到的躯体、心理、社会各方面适应状态的一个综合测量指标。

需求评估基本知识

生活质量的分类如下。

从心理学、哲学、医学及社会学多个角度、多个学科综合考虑，分为3个层次。

(1)低层次生活质量强调的是维持生存，保持躯体完好，消除病痛。这个层次的生活质量实际是指生存质量，关注重点在生理(食、睡、性)方面。

(2)中层次生活强调生活丰富、心情舒畅和与社会的和谐，即生活得好。中层次生活质量中强调的是生活的内容，是比较广义的生活质量。其关注重点除基本的生理、安全外，还包括爱与隶属、尊重等更高层次的要求。

(3)高层次生活质量不但强调中层次生活质量，而且还看重自身价值和自我实现的认知以及对社会的责任和义务。

4. 社会交往的相关知识

社会交往的定义是指人在生产及其他社会活动中发生的相互联系、交流和交换。社交包括三个方面，即社交内容丰富度、社交活动参与度和社交关系复杂度。

1）老年人社交活动的意义

对于老年人来说，积极参与社交活动，可以满足心理上、精神上、学习上、生活上的多种需要，使晚年过得丰富多彩，社交活动有效地利用了闲暇时间，又增加了交往的机会，这种适合于不同文化程度和不同情趣的活动，使老年人的个人价值得以体现，有利于克服消极的自卑心理，是一种提高老年人幸福度的较好方式。

2）影响老年人社交活动服务需求的因素

老年人社交活动服务需求与老年人的居住状况、兴趣爱好、性格特点、教育背景等密切相关，且主观性较强，应当在与老年人及其家属或照护人员充分沟通的前提下，进行社交活动服务需求评估。

5. 老年人社会参与的相关知识

老年人社会参与，学界也称之为“老有所为”。具体定义为低龄和健康老年人在自愿量力的前提下，参与社会发展，推动社会精神文明和物质文明建设。这是中国政府在政策层面对老有所为内涵进行的解读。

老年人生产性社会参与，意为在老年人社会参与的基础上突出强调老年人社会参与的独立性和生产性意义，从表述上更加具体明确，这里的“生产性”并非经济学意义上所指“产出的增加”，而是从广泛的哲学意义上“有意义的，能动的，发挥自身潜能”的生产性。基于中国传统文化中对家庭观念的重视，以及中国老年人普遍参与家庭建设的特征，“老年人生产性社会参与”排除了老年人在私人家庭领域所做的家务劳动以及其他照料性工作，而特指老年人在私人领域之外的对社会事务的参与活动。

6. 老年人生产性社会参与服务需求评估概述

依据老年人的教育背景、工作经历、身体状况、能力评估等，判断老年人是否能够从事以下活动。

（1）对儿童、青少年进行爱国主义等思想教育工作。

(2)传授科学和文化知识。

(3)提供咨询服务。

(4)依法参与科技开发和应用。

(5)依法从事经营和生产活动。

(6)参加志愿服务、兴办社会公益事业。

(7)参与维护社会治安、协助调解民间纠纷。

(8)参加其他社会活动。

询问老年人期待的生产性社会参与服务场所,如在家、社区内,还是社区外工作,期待的生产性社会参与时长、频率,期待的收入,家属是否支持等。结合前面了解到的信息,进一步确定老年人个性化的生产性社会参与服务需求。

在进行具体评估时,评估人员应耐心倾听,循循善诱,充分理解、尊重老年人,鼓励老年人表达内心真实的想法,了解其最需要、最真实的生产性社会参与服务需求。

7. 老年人生产性社会参与服务需求评估方法

老年人生产性社会参与服务需求评估可采用观察法、询问法、资料查阅法及以上几种方法相结合的方式进行。具体评估方法如下。

(1)了解老年人的基本信息。全面采集老年人的身份信息、生命体征信息、生活环境和条件信息、疾病诊断信息,重点了解老年人的居住状况、收入情况、兴趣爱好、性格特点、教育背景等。

(2)评估老年人的能力。老年人的能力包括老年人的日常生活活动能力、精神状态、感知觉与沟通能力、社会参与能力等,通过对老年人的能力进行评估,了解老年人哪些方面的能力受损,不能完成哪些社交活动。

(3)老年人生产性社会参与服务需求评估。老年人的日常生活包括老年人的日常时间安排、规律性的活动、活动范围、社交意愿、社交活动、社交活动区域及设施、限制其社交的因素等。其中,社交意愿包括非常希望、比较希望、一般希望、不希望。

8. 沟通的目的

人与人之间的“沟通”,顾名思义好似“架桥”,即可跨越存在于双方间的距离之沟,彼此相通。距离源于人的个体差别,有着独立自我的双方,从相遇相识到相知相悦,进而相助相长,通过传递信息、表达思想、抒发感情,可以从中了解他人、展现自我、分享快乐或分担痛苦。有效的沟通不但可以增进相互理解和信任、维护人际关系，还能促进彼此的身心健康及自我发展。

1)有效沟通的定义

有效沟通的定义是指人与人之间心灵的交流，通过传递和接受信息使双方相互理解。

2)有效沟通的技巧

(1)营造沟通机会，启发交流兴致。

(2)知己知彼，适当调整自己和环境。

(3)顺应老年人的沟通思路，努力达到沟通目的。

3)老年人沟通障碍因素

导致老年人沟通障碍的因素包括：

(1)生理因素；

(2)心理因素；

(3)媒介因素；

(4)疾病因素；

(5)环境因素。

9. 老年人社会参与的双向性

社会参与这个概念本身就具有鲜明的双向性特征。一方面，社会参与指的是参与的主体具有参与的意愿和能力；另一方面，参与还指客观角度的制度背景如何影响参与主体参与的可能性以及主体的参与方式。

1)老年人生产性社会参与的现实意义

(1)老年人生产性社会参与有利于老年人个体更好地实现生命价值。获得更多个体生命体验的快乐感和幸福感。

(2)社会层面的生产性社会参与是指老年人在私人领域之外的社会领域从事的有益活动。老年人生产性社会参与中，特别是老年人从事的各种与自我提升相关的学习和社会文化活动有利于提升个体的幸福感，从而提升老年人的生命质量。

2)老年人生产性社会参与的社会意义

(1)推动老年人生产性社会参与能够有效开发老年人力资源，有利于社会资源的合理配置，从而为整个社会的进步和发展注入更多资源和活力。

（2）老年人生产性社会参与是中国“未富先老”的老龄社会的有效解决之道。在积极应对人口结构变化所带来的机遇和挑战中有着积极的现实意义。作为工作者、志愿者、学习者的老年人有能力从事各种劳动，成为社会的重要资源。充分挖掘老年人资源将是未来社会发展的重要基础之一。

10. 老年人社交的相关知识

社会交往是老年人寻求心理沟通和获得社会支持的重要途径，对老年人的身心健康具有重要的促进作用。参与的社会交往越多，老年人的健康状况越好，同时社会交往对心理健康的影响大于对身体健康的影响，社会交往满意度的提高还会加强社会交往的功能性，对提高老年人的生活质量具有重要的意义。

1）老年人社交活动的作用

由于社会交往涉及多种人际关系和支持的交换，能够带来丰富的认知刺激和积极的情绪状态，能为老年人身心健康发展提供诸多有益辅助治疗效果。根据老年人生理和心理的基本特征，增强老年人科学合理健康保健的意识，在日常生活中要多了解一些有关健康保健方面的知识和措施，养成良好的生活习惯，积极参与各类社会实践活动，并根据自身身体情况，适当参加体力活动，在增强身体素质的同时，要积极处理老年人心理健康存在的问题。

2）老年人生理变化特点

年龄的增长会直接影响老年人的应急功能，一旦遇到额外负担，容易出现不良后果。身体各器官组织受到自然老化、功能衰退、新陈代谢变慢等因素的影响，导致老年人往往好静不好动，而身体的活动相对减少，将进一步促进其老化。所以，老年人应了解自身的生理特点及日常活动对身体健康的有益作用，应采取有效手段进行合理健身和保健，以增进健康、减缓衰老，进而延年益寿。

十五、社会参与服务需求

1. 失能失智老年人生活照料服务规范

（1）生活照料服务主要由养老护理员、护士承担，护士可对养老护理员进行专业技术指导或带教。

（2）机构人员配备应满足养老服务的需要，护理人员应熟悉与岗位相关的工作职责、工作标准和工作流程。

(3)护理人员应富有爱心、耐心和责任心,尊老爱老,严格遵守规章制度和工作流程,人员分管宜相对固定。

(4)护理人员应了解所服务老年人的基本信息,包括但不限于床号、姓名、性别、年龄、个人爱好、生活照料重点、所患疾病情况、使用药品治疗情况、家庭婚姻情况、精神心理情况等。

(5)护士应持有执业资格证书,养老护理员应经过老年护理相关专业培训。

(6)护士、养老护理员应掌握老年护理相关知识和技能,护士还应掌握老年疾病护理等专业知识和技能。

2. 失智老年人的定义

经有资质的医疗机构医学诊断为失智类疾病的老年人,其主要表现为渐进性认知功能退化,损害范围涉及记忆力、注意力、语言、行为能力、人格特征、判断能力、逻辑推理能力、视觉空间分析能力、技能等多方面,不同程度地影响老年人的社会功能和生活质量。

失智老年人安全陪护要求如下。

(1)应制定安全防护制度,防止失智老年人跌倒、坠床、压疮、噎食、误吸、误食、走失等意外事件发生。

(2)失智老年人公共活动区域地面应平坦、干燥、无障碍物,卧室家具应贴墙放置,留出活动空间,防止跌倒等情况发生。

(3)失智老年人公共活动空间、服务空间不应摆放颜色鲜艳、体积较小的食物形态摆件。

(4)应严格监管失智老年人自带的食品、药品等。

(5)应制定突发事件应急预案。

3. 失能老年人的护理要求

(1)尽量让同性为老年人护理,减少老年人的排斥。

(2)护理隐私部位时更应该仔细认真查看外阴、肛周、腹股沟等处的皮肤状况,定时查看老年人全身皮肤情况。

(3)注重隐藏部位的清洁和护理:如耳后、腋窝、肘关节窝、腹股沟、下肢曲窝,脚趾缝隙处。

(4)注意老年人身体上的每一个细微的变化,在护理过程中,定时查看老年人全身皮肤情况,并重点查看背部、会阴部、肛周部的皮肤变化,这些是褥疮易发部位,每一个细小的压红或异于平常的变化都有可能是褥疮的诱因。

(5)在和失能老年人沟通过程中,要根据了解到的老年人的基本情况,选择能让老年人感兴趣、能让老年人高兴的话题进行谈话,避开老年人忌讳或是一些不开心的话题。同时,注意护理员之间的谈话内容和谈话地点的选择,不要在老年人面前谈及一些敏感的话题。

(6)不要当面对老年人表达自己的不满情绪,或在老年人面前表露因个人原因而产生的烦躁郁闷的情绪。

4. 失智老年人的康复服务需求

失智老年人的康复需求主要是认知功能的促进。具包括以下内容。

(1)精神行为矫正的康复需求。

(2)陪伴和安抚的照护需求。

(3)记忆力、注意力障碍的康复需求。

(4)心理障碍的康复需求。

(5)日常生活活动能力训练的康复需求。

(6)家属心理健康教育的需求。

(7)疾病预防和科普的需求等。

5. 失能老年人的康复需求概述

失能老年人往往在日常生活活动能力、精神状态、感知觉与沟通能力、社会参与能力 4 个方面存在不同程度的损伤。因老年人存在障碍的不同,失能老年人的康复服务需求大概包括以下内容:

(1)视力障碍的康复需求;

(2)听力障碍的康复需求;

(3)吞咽障碍的康复需求;

(4)言语障碍的康复需求;

(5)肢体运动感觉障碍的康复需求;

(6)心肺功能障碍的康复需求;

(7)睡眠障碍的康复需求;

(8)慢性疼痛的康复需求;

(9)排尿/排便障碍的康复需求等。

6. 日常生活类辅具的相关知识

日常生活辅具(简称"辅具")是为了提高老年人的日常生活自理能力,使其较省力、省时地完成一些原来无法完成的日常生活活动,从而增加生活独立性的辅助装置,辅具的使用有助于树立老年人的自信心,同时也是一种积极的治疗手段。

1)老年人日常生活辅具的种类及功能

(1)饮食类辅具:掌持式勺子、叉子、带吸管夹及吸管的杯子。

(2)个人卫生类辅具:柄部加粗的牙刷、弯柄梳子。

(3)个人清洁类辅具:坐便椅、集尿器。

(4)穿着类辅具:穿衣棍、鞋拔。

(5)学习类辅具:握笔套、书夹。

(6)行走类辅具:手杖、腋杖。

2)选择日常生活类辅具的原则

(1)性能可靠原则。既能达到使用目的,又能提高日常生活自理能力。

(2)物美价廉原则。外形美观,坚固耐用,经济实惠,易购买。

(3)使用方便原则。简便,易制作,易掌握。

(4)就地取材原则。有成品的选用成品,没有成品的可在普通用具基础上改造。

(5)通用化原则。大小、松紧可调,便于不同老年人使用。

7. 老年人的功能障碍评估相关知识

(1)障碍类型。障碍类型包括:视觉功能障碍、听觉功能障碍、平衡功能障碍、声音或语言功能障碍;肢体障碍;智力障碍。所需辅具种类,如果老年人是右利手,但病后出现右侧肢体偏瘫,右侧手指不灵活,可能需要饮用、进食、穿脱衣服类辅具;对于排尿、排便障碍或肢体障碍的老年人,可能需要如厕的辅具;失禁的老年人需要纸尿裤、尿袋等辅具;洗澡困难的老年人可能需要洗浴辅具。

(2)障碍程度。障碍程度包括无、轻度、中度、重度、完全。障碍类型相同,障碍程度不同,所需辅具种类也不同。对于转移能力障碍的老年人,轻者需要拐杖、助行器,重者需要轮椅等移动辅具。

(3)临床诊断。临床诊断包括脑卒中、脊髓损伤、脑外伤、脊髓灰质炎后遗症、心肺功能疾病、运动神经元疾病、下肢骨折或截肢、关节炎、肌肉萎缩及其他。

8. 压疮的相关知识

1)压疮的概念

压疮是指局部皮肤长时间受压或受摩擦力、剪切力作用,受力部位出现血液循环障碍,引起局部皮肤和皮下组织缺血、坏死。控制身体姿势能力丧失或减弱,营养不良,如低蛋白、贫血、局部皮肤过度潮湿、老龄等均为压疮的危险因素。骶部坐骨结节部、股骨大转子、足跟、背部是压疮好发部位。

2)老年人压疮的危险因素

不活动和高龄是两个主要的危险因素。老年人因步态障碍、虚弱、严重的意识障碍、股骨颈和腰椎或骨盆骨折、脑卒中等,长时间不活动,导致压疮风险增加。失能、失智老年人往往合并有大小便失禁、营养状况不佳、维生素C或锌缺乏、糖尿病、周围血管病、认知功能障碍等,更增加了压疮的风险。

9. 跌倒风险评估

为提高老年人跌倒风险评估的效率,应先对老年人进行跌倒风险初期筛查,确认存在高跌倒风险后,再结合跌倒内在风险和外在风险进行多因素风险评估。以下问题如有一项回答为“是”,可确认存在高跌倒风险。

(1)过去一年是否发生过跌倒。

(2)是否存在平衡障碍或步态异常,如上下台阶是否有踩空或磕绊,行走是否有踩空或磕绊,行走是否有踩在棉花上的感觉。

(3)是否因跌倒就医或急救。

跌倒风险评估的内容应包括跌倒史、药物史、疾病史、视觉、认知功能、肌肉力量与肌张力、平衡与步态功能、心理功能、日常生活活动能力、使用辅具的能力、周围环境、社会支持。

10. 康复辅具的相关知识

1)康复辅具的定义

疾病或损伤常常导致功能障碍,使患者不能独立完成日常生活活动、学习或工作,而这些专门用于加强患者减弱的功能或代偿其丧失的功能的器具,统称为功能性辅助器具或康复辅助器具,简称康复辅具。

2)使用康复辅具的目的

通过代偿或补偿的方法来矫治畸形、弥补功能缺陷和预防功能进一步退化,使患者能最大限度地实现生活自理、回归社会。

3)轮椅的种类

(1)按照驱动方式分:电动轮椅、手动轮椅、普通轮椅。

(2)按照构造分:折叠式轮椅、固定式轮椅。

(3)按照用途分类:普通轮椅、偏瘫用轮椅、下肢截瘫轮椅、竞技用轮椅。

4)普通轮椅的结构

轮椅架、轮(大车轮、小脚轮)、刹车装置、椅座和靠背。

十六、健康宣教

1. 健康教育的概述

健康教育是研究健康促进与健康教育的理论、方法和实践的科学。通过有计划、有组织、有系统的社会和教育活动,促使人们自觉地采纳有益于健康的行为和生活方式,消除或减轻影响健康的危险因素,预防疾病、促进健康和提高生活质量。

老年健康教育是运用教育学、社会学和健康促进的观点,从微观和宏观两个方面对老年人健康问题开展一种有目的、有计划、有组织的教育活动。其教育的核心是通过卫生知识的传播和行为干预,改变不健康行为,促进老年人的健康行为,满足老年人的健康需要。

1986 年中国健康教育研究所及中国健康教育协会成立, 1987 年中国健康教育得到了恢复和发展。20 世纪 90 年代我国的健康教育工作有了更迅速的发展,1997 年全国城乡已有健康教育机构 2 654 所。

2. 健康传播的概念

健康传播是传播学的一个分支和组成部分,它是指以“人人健康”为出发点,运用各种传播媒介渠道和方法,为维护和促进人类健康的目的而制作、传递、分散、交流、分享健康信息的过程。

健康传播的特点和规律如下:

(1)健康传播活动具有公共性和公益性;

(2)健康传播对传播者有突出的素质要求;

(3)健康传播传递的是健康信息;

(4)健康传播具有明确的目的性;

(5)健康的传播过程具有复合性。

3. 老年衰弱的概念

老年衰弱是指一组由于机体退行性改变和多种慢性疾病引起的机体易损性增加的老年综合特征。其核心是老年人生理储备减少或者多系统异常,包括神经肌肉系统、代谢及免疫系统改变。这种状态增加了死亡、失能、跌倒及谵妄等临床负性事件的风险。增龄和老化必然导致老年人各项生理功能下降,患病率增加。衰弱是介于健康和疾病的中间状态,能够客观地反映老年人慢性健康状况,其和老年人的跌倒、失能、肌少症、多重用药、活动功能下降、睡眠障碍、谵妄甚至死亡等关系密切。

Fried 衰弱综合征的评估标准如下。

(1)不明原因体重下降;

(2)疲乏;

(3)握力下降;

(4)行走速度下降;

(5)躯体活动降低(体力活动下降)。

健康教育基本知识

具有(1)(2)的状态是为衰弱前期,满足5条中和3条或以上为衰弱综合征,而无以上5条为无衰弱的健壮老年人。

4. 影响老年人饮食的相关因素

(1)疾病因素。吞咽困难及功能性便秘、缺铁性贫血等疾病都会影响老年人的进食。

(2)消化器官功能衰退。老年人牙齿松动脱落、胃肠道蠕动能力减退,容易造成食欲减退,也影响身体对营养物质的消化和吸收。

(3)活动量减少。老年人喜静、活动量减少、基础代谢率较低,不易察觉身体饥饿,因此进食量减少。

(4)药物因素。老年人可能需长期、规律服用降压、降糖、降脂类药物,该类药物均可能对食欲造成影响。

(5)情绪因素。老年人常常独居,无人陪伴进食,常由于心情烦闷、抑郁等,减少餐数及饭菜种类,进而影响饮食。

5. 影响老年人睡眠的相关因素

(1)身体能量消耗减少。

(2)生物钟发生变化:老年人生长激素分泌减少,褪黑素分泌下降,睡眠模式开始发生变化。

(3)疾病或药物影响。

(4)起夜增多:老年人常见的膀胱萎缩或其他泌尿系统疾病会导致膀胱容量变小,或因为精神紧张、神经质等因素造成夜尿频率增加,都会使得老年人形成习惯性夜尿。

(5)心理因素。

(6)环境因素:老年人居住环境光线过强,或是声音嘈杂、温湿度过高、空气中有异味等,均会影响睡眠质量。

6. 改善老年人睡眠质量的方法如下

(1)养成良好的睡眠习惯。

(2)适当增加身体活动。

(3)促进心理放松。

(4)创造良好的睡眠环境。

(5)睡眠药物的合理使用。

十七、风险教育

1. 老年人常见安全风险

(1)跌倒。体弱、视力减退、平衡功能障碍、步态不稳、起立与迈步艰难等因素易导致跌倒,如遇地面湿滑、过道有障碍物、坐凳不稳和防护措施不到位的情况更易发生跌倒,而长期使用降压、降糖药物也是主要原因。

(2)坠床。如没有及时上护栏、肢体约束不当、无专人看护易发生坠床。

(3)冻伤或烫伤。感觉迟钝,对冷热的敏感性降低,易发生冻伤或烫伤。尤其冬天,因血液循环障碍、四肢冰凉、家属或护理人员未掌握热水袋局部热敷的方法,导致局部皮肤烫伤。

(4)走失。老年人因记忆力减退,未做到 24 小时连续看护,容易导致走失。

(5)用药错误。依从性差,不遵医嘱;漏服、误服或超时服用,随意加减药物剂量。

2. 老年人居家常遇到的安全问题

(1)跌倒。老年人伤害最常见的原因就是跌倒,这也是导致老年人意外死亡最主要的原因。

(2)中暑和低体温综合征。老年人对外界温度变化的适应、调节和抵御能力降低,容易发生中暑,气温大于 32 ℃的环境下即有可能中暑;在低温环境下,因体温过度散失或产热不足易诱发低体温综合征。

(3)烫伤烧伤。老年人由于感觉迟钝、记忆力差、活动不便等原因导致生活意外,从而引起热液烫伤和火焰烧伤。

(4)CO 及化学品中毒。采用烧煤取暖而又通风不良,或燃气具使用不当造成煤气泄漏,引起 CO 中毒;误服、误用或故意服用有毒化学品引起中毒;还有药物的误服、重复服用、过量服用。

(5)交通事故伤害。原因如下。

①生理因素,老年人视力、听力、判断力及反应能力下降。

②认知和行为因素,缺乏交通知识、交通安全意识淡薄以及出现违章行为。

③社会环境因素,家庭结构和生活方式改变使老年人社会活动等外出机会增多。城市道路设计不够合理、交通安全保障设施不够完善、机动车违章驾驶等也属于社会环境因素。

3. 导致老年人认知功能受损的风险因素

随着我国人口老龄化加剧,认知功能障碍性疾病高发,严重影响老年人生活质量。同时给家庭和社会带来沉重负担。高龄、遗传、不良生活方式等是认知功能障碍的危险因素,而高学历、锻炼身体、良好的情绪等是其保护性因素。对于这些可干预的因素,应及时进行介入,阻止或延缓老年人认知功能障碍发生,以提高老年人生活质量。

导致老年人认知功能受损的风险因素有:

(1)生理因素;

(2)行为和生活方式因素;

(3)社会心理因素。

4. 导致老年人交通事故伤害的主要原因

(1)生理因素：老年人视力、听力、判断力及反应能力下降。

(2)认知和行为因素：交通知识缺乏、交通安全意识淡薄以及违章行为。

(3)社会环境因素：①家庭结构和生活方式改变使老年人外出机会增多；②老年人参加社会活动机会增多；③城市道路设计不够合理，交通安全保障设施不够完善；④机动车违章驾驶。

第五节　老年人能力评估师考试仿真试题

一、单选题

1. 职业是指人们为了获取生活来源、实现自身价值等目的而长期从事的具有一定专业性、稳定性和(　　)的社会分工活动。

A. 专业性　　B. 稳定性　　C. 规范性　　D. 社会性

2. 间断性的慰问金、红包等不计入经济来源，属于(　　)项。

A. 亲友资助　　B. 子女补贴　　C. 社会福利　　D. 其他补贴

3. 下列不属于老年人生理性老化的是(　　)。

A. 视力老化减退　　B. 退休综合征　　C. 骨关节炎　　D. 听力老化减退

4. 信息必须是真实对象或环境所产生的，保证信息来源的可靠性，采集到的信息能反映(　　)。

A. 真实状况　　B. 检测结果　　C. 信息环境　　D. 生长情况

5. 职业道德同时也有助于推动整个行业和社会的良性发展。不同职业有其独特的职业道德(　　)。

A. 爱岗敬业　　B. 行为准则　　C. 行为规范　　D. 要求和准则

6. 心肺复苏时，心脏按压和人工呼吸的操作比例是(　　)。

A. 10∶2　　B. 20∶2　　C. 30∶2　　D. 40∶2

7. 准备至少(　　)。必须提前与老年人及其家属或照护人员确认是否有能力准备。若不具备该条件，须提前准备。

A. 3 把椅子和 1 张桌子　　B. 1 把椅子

C. 2 把椅子　　D. 1 把椅子和 1 张桌子

8.“慢性病”的全称是(　　)。

A. 慢性非传染性疾病　　B. 慢性传染性疾病

C. 慢性可治愈性疾病　　D. 慢性不可治愈性疾病

9. 要想了解被评估人员的过往病史,应重点收集(　　)的信息。

A. 往期就医的服务记录　　B. 普通体检报告

C. 专项体检报告　　D. 个人信息填报

10. 核对老年人家属或照护人员的(　　)时,需要其提供关系证明材料。

A. 入院证明　　B. 相关信息　　C. 核酸检测　　D. 体检证明

11. 人工智能的研究领域包括智能机器人、(　　)、图像识别等。

A. 智能语音　　B. 人脸识别　　C. 语音识别　　D. 智能云

12. 下列不属于修饰能力的选项是(　　)。

A. 剪指甲　　B. 梳头　　C. 刮脸　　D. 刷牙

13.“大便控制”指的是老年人有(　　)可控制排便,无排泄障碍。

A. 自我能力　　B. 自我意识　　C. 自主能力　　D. 自我调节

14. 老年人自理生活能力训练的基础方法中不包括(　　)。

A. 控制二便训练　　B. 个人修饰训练　　C. 自行进食训练　　D. 社交能力训练

15. 评估开始前,评估员必须向老年人、陪同人员出示评估员证,说明此次评估的目的,仔细检查评估辅助工具及评估场所的环境,确保(　　)。

A. 安全隐患　　B. 准确无误　　C. 安全无误　　D. 安全第一

16. 企业生产经营活动中,要求员工遵纪守法是由(　　)决定的。

A. 职业纪律　　B. 企业文化　　C. 经济活动　　D. 思想品德

17. 心理健康的基本含义是指心理的各个方面及活动过程处于一种良好或(　　)的状态。

A. 正常　　B. 基本良好　　C. 一般　　D. 极佳

18. 关于老年人跌倒风险评估的内容叙述错误的是(　　)。

A. 跌倒史、药物史、疾病史　　B. 认知功能

C. 肌肉力量与肌张力　　D. 饮食习惯

19. 国内(　　)年成立中国健康教育研究所及中国健康教育协会。

A. 1986　　B. 1988　　C. 1996　　D. 1997

20. 客观是指按事物的本来面目去反映,不掺杂个人的(　　),也不为他人

意见所左右。

A. 主观意愿　　B. 客观见解　　C. 客观导向　　D. 主观依据

21. 沟通是一个过程,可使两个人互相了解,通过给予或接收对方的信号,互相指导、互相学习,是一个(　　)的过程。

A. 沟通　　B. 双向　　C. 认知　　D. 信任

22. 身体基础检测设备具有(　　)功能。

A. 数据采集　　B. 数据分析　　C. 数据扩展　　D. 数据关联

23. 老年人常用药物的使用原则是不用或少用药物,(　　),选择适当的剂量,药物治疗要适度,注意药物对老年人其他疾病的影响,提高老年人用药的依从性。

A. 不用或少用药物　　B. 合理选择药物

C. 选择适当的剂量　　D. 注意药物对老年人其他疾病的影响

24."平地行走"指的是从(　　)的状态开始,连续步行 45 m 的行为能力。

A. 双脚行走　　B. 准备行走　　C. 双脚站立　　D. 开始行走

25."上下楼梯"指的是可以独自连续完成上下(　　)台阶的行为能力。

A. 5~10 个　　B. 10~15 个　　C. 15~20 个　　D. 20~25 个

26.(　　)是指按照既定标准、规范的要求进行操作,使某一行为或活动达到或超越规定的标准。

A. 专业规范　　B. 职业素养　　C. 职业核心　　D. 专业建设

27. 在进行老年人能力评估工作之前,需要对将要用到的相关系统(　　)。

A. 进行安装　　B. 进行调试　　C. 进行组态　　D. 进行存盘

28. 评估环境应清洁,安静、光线明亮、(　　)、温度适宜。

A. 欢快　　B. 宽敞　　C. 温馨　　D. 空气清新

29. 被评估老年人意识清醒,对周围环境警觉,则他的意识水平评估结果为(　　)。

A. 神志清醒,对周围环境警觉

B. 嗜睡,表现为睡眠状态延长。当呼唤或推动其肢体时可唤醒,并能进行正确的交谈或执行指令

C. 昏睡,一般外界刺激不能使其觉醒,给予强烈刺激时可有短时的意识清醒,醒后可简短回答提问,当刺激减弱后又很快进入睡眠状态

D. 昏迷,处于浅昏迷时对疼痛刺激有回避和痛苦表情;处于深昏迷时对刺激无反应(若评定为昏迷,直接评定为重度失能,可不进行下一项目的评估)

30. 临床实践证明,认知功能训练可以有效延缓和防止(　　)的下降,从而提高老年人的生活质量和生活自理能力,减轻家庭和社会负担。

A. 认知功能　　B. 发病率　　C. 死亡率　　D. 幸福感

31. 信息档案归档后,要储存在计算机中时,应储存在(　　)。

A. 特定的、由专人负责管理的计算机中

B. 公共区域的随便一台计算机中

C. 员工个人的计算机中

D. 领导的电脑中

32. 用灭火器灭火时,灭火器的喷射口应该对准火焰的(　　)。

A. 上部　　B. 中部　　C. 根部　　D. 全部

33. 老年人在日常生活中经常会用到的辅助工具,如拐杖、(　　)、轮椅、助听器、老花镜、放大镜.坐便器等。

A. 笔记本　　B. 手电筒　　C. 助行器　　D. 报纸

34.(　　)是经过加工的数据,它对接收者有用,对决策或行为有现实的、潜在的价值。

A. 编码　　B. 信息　　C. 文件　　D. 档案

35. 照护人员面临常见人身安全风险有躯体健康受损、精神健康受损、(　　)和感染传染病。

A. 遭遇攻击性行为　　B. 虐待

C. 饮食不当　　D. 照护技术

36. 认知功能评估可以确定受试者认知功能受损的严重程度,有助于确定其(　　)。

A. 治疗方案和护理方案　　B. 康复方案和治疗方案

C. 治疗方案和生活规划　　D. 康复方案和护理方案

37. 勤勉尽职是指老年人能力评估师应当本着对老年人高度负责的精神,对其进行分析、(　　)及咨询服务相关的问题。

A. 关爱　　B. 理解　　C. 预测　　D. 协调

38. 老年人身份信息采集应当遵循(　　)的原则。

60. 下列属于身份信息采集的内容是(　　)。

A. 文化程度　　B. 经济来源　　C. 疾病诊断　　D. 兴趣爱好

61. 认知障碍的表现是判断力差、(　　)、记忆障碍、推理能力降低、执行功能障碍、交流困难等。

A. 逻辑思维能力下降　　B. 认知能力下降

C. 智力下降　　D. 注意障碍

62. 焦虑是一种(　　)情绪,对于个体和种族具有很强的生存价值,但是如果焦虑程度过高,就不再是对环境中各种威胁的适当反应,而可能成为个人困扰。

A. 病态的　　B. 有用的　　C. 无用的　　D. 不可控的

63. 老年人综合评估是指采用多学科方法来评估老年人的躯体健康、功能状态、心理健康和社会环境状况,并据此制订以(　　)老年人健康及功能状态为目的的治疗计划,最大限度地提高老年人的功能水平和生活质量。

A. 调节和治疗　　B. 检查和治疗　　C. 检查和调节　　D. 维持和改善

64. 测量脉搏次数前,老年人的位置应该舒适,平卧或坐位均可以,检查者以右手的二、三、四指端轻轻地按在桡动脉上计数(　　)分钟。

A. 1　　B. 2　　C. 3　　D. 4

65. 评估档案是以(　　)为核心,动态测量和收集信息的记录总和。

A. 个人　　B. 家庭　　C. 企业　　D. 社会

66. 老年人感知觉评估得分为 0 分,则认为被评估老年人的能力为(　　)。

A. 能力完好　　B. 轻度受损　　C. 中度受损　　D. 重度受损

67. 个人基本生活事务(如饮食、二便)需要部分帮助或完全依赖他人帮助的老年人,2 级生活能力指标得分为(　　)。

A. 2 分　　B. 4 分　　C. 6 分　　D. 8 分

68. 在进行社区环境的适老化设计或改造时,仅考虑局部或单一元素的适老化是不够的,需要(　　)、全面考虑。

A. 系统规划　　B. 合理规划　　C. 系统建设　　D. 合理建设

69. 社区文体活动区域应按(　　)划分动区和静区。

A. 大小　　B. 面积　　C. 质量　　D. 干扰程度

70. 一般放在家庭档案的最前面的是(　　)。

A. 家族遗传图谱　　B. 家庭结构图
C. 家庭基本资料　　D. 户主本人的个人档案

71. 需要有人协助剥皮、去鱼刺、切食物、开盖、置换餐具、将食物放到勺子上等才能完成进食的行为判定为(　　)。

A. 可独立进食　　B. 需部分帮助
C. 需极大帮助或完全依赖他人　　D. 完全依赖他人

72. 若需要进行复核时,须在(　　)中如实、明确地填写复核理由。

A. 特殊事项记录单　　B. 基本信息表
C. 精神状态评估表　　D. 社会参与评估表

73. 日常生活活动的分级得分是(　　)的得分总和。

A. 3 个项目　　B. 3 个项目　　C. 10 个项目　　D. 15 个项目

74. 低层次生活质量实际是指(　　),关注重点在生理(食、睡、性)方面,维持生存。

A. 人生价值　　B. 社会责任　　C. 生存质量　　D. 社会和谐

75. "老年人生产性社会参与"中的"生产性"的含义是(　　)。

A. 产出的增加　　B. 产出的减少
C. 产出的变化　　D. 能动的,发挥自身潜能

76. 老年人有定向障碍,晚上起夜时分不清方向。即使有意识懂得去厕所方便,但仍需要由他人诱导的行为属于(　　)。

A. 可独立完成　　B. 需部分帮助　　C. 完全依赖他人　　D. 需要极大帮助

77. 老年人能力评估最终等级是按能力完好程度将老年人划分为(　　)、轻度失能、中度失能、重度失能四个等级。

A. 没有失能　　B. 能力超强　　C. 零失能　　D. 能力完好

78. 老年人能力初步评估有(　　)个等级。

A. 3　　B. 4　　C. 5　　D. 6

79. 老年人没有能力独自完成床椅转移动作。转移动作全过程需要他人抱、搬动身体等才能完成的行为属于(　　)。

A. 可独立完成　　B. 需部分帮助　　C. 需极大帮助　　D. 完全依赖他人

80. 沟通交流能力是指老年人通过表达自己的需求和意见,参与(　　)、理解信息的能力。

A. 沟通交流　　B. 语言描述　　C. 互动交流　　D. 肢体表达

81. 老年人(　　)状态,直接评为重度失能。

A. 抑郁症　　B. 昏迷　　C. 行动不便　　D. 痴呆

82.(　　)评估表不属于老年人能力评估表。

A. 精神健康　　B. 身体健康　　C. 社会参与　　D. 感知觉与沟通

83. 老年人时间观念很差,记不住年月日,只能记住上下午;不能出远门,记不住地名方位,只能在左右邻居家串门。老年人定向能力得分为(　　)。

A. 1 分　　B. 2 分　　C. 3 分　　D. 4 分

84. 家庭角色指家庭成员在家庭中所占有的特定地位,代表着成员在家庭中应执行的(　　)。

A. 权力　　B. 责任　　C. 义务　　D. 职能

85. 了解老年人夫妻角色功能,有助于判断老年人(　　)及家庭角色状态。

A. 经济角色　　B. 工作角色　　C. 社会角色　　D. 企业角色

86. 社区消防安全隐患不包括(　　)。

A. 消防设施故障　　B. 楼道杂物堆放　　C. 可燃物存放　　D. 电线老化

87. 照顾者正确合理的看护会给老年人创造一个更有利于(　　)的环境。

A. 养老　　B. 生活　　C. 休闲　　D. 运动

88. 老年人勉强可与人交往,但谈吐内容不清楚、表情不恰当。老年人社会交往能力得分(　　)。

A. 1　　B. 2　　C. 3　　D. 4

89. 评估基本信息表中不包括(　　)选项。

A. 评估编号　　B. 性别　　C. 本人成分　　D. 出生日期

90. 以下哪类药物长期服用可能有影响食欲的作用。(　　)

A. 消炎药　　B. 降糖药　　C. 免疫调节剂　　D. 抗过敏药

91. 老年人糖耐量低,胰岛素分泌对血糖的调节作用减弱,可发生血糖增高,主食应多选择(　　)。

A. 精米精面　　B. 不吃主食　　C. 粗杂粮　　D. 包子、饺子

92. 以下不是老年人功能障碍的是(　　)。

A. 视觉功能障碍　　B. 听觉功能障碍　　C. 意识障碍　　D. 语言功能障碍

93. 负责照护失能、失智老年人的护士除了应掌握老年护理相关知识和技

能,还应掌握(　　)。

A. 老年慢性病的专业知识和技能

B. 老年人服务的技巧

C. 老年疾病护理等专业知识和技能

D. 老年人沟通的技巧

94. 下列选项不属于评估完成归档文件备案的是(　　)。

A. 基本信息表　　B. 精神健康评估表

C. 能力等级报告书　　D. 相关标准资料

95. 广义的环境是指人类生存的空间及其中可以直接或间接影响人类生活和发展的各种(　　)。

A. 客观因素　　B. 自然因素　　C. 主观因素　　D. 条件因素

96. 评估员在进行老年人生产性社会参与服务需求评估时,需重点了解的信息不包含(　　)。

A. 居住状况　　B. 收入情况　　C. 生活习惯　　D. 性格特点

97. 老年人应了解自身的生理特点及日常活动对身体健康的有益作用,以增进健康、减缓衰老,进而起到(　　)的效果。

A. 延年益寿　　B. 身体健康　　C. 身心健康　　D. 家庭和睦

98. 家庭是社会的细胞,是人类(　　)最基本的生产和生活单位。

A. 社会　　B. 社区　　C. 国家　　D. 城市

99. 情感支持主要指当老年人需要讨论个人问题或有事需要商量时,能得到(　　)或其他家庭成员的支持。

A. 邻居　　B. 朋友　　C. 子女　　D. 警察

100. 高龄、(　　)、不良生活方式等是认知功能障碍的危险因素。

A. 家庭环境　　B. 遗传　　C. 社区环境　　D. 社区环境

101. 失智老年人康复服务的需求主要是(　　)的促进。

A. 内分泌功能　　B. 免疫功能　　C. 认知功能　　D. 意识水平

102.(　　)不属于老年人日常生活辅具。

A. 饮食类辅具　　B. 个人卫生类辅具

C. 个人清洁类辅具　　D. 轮椅

103. 导致老年人交通事故伤害的主要社会环境因素是(　　)。

A. 家庭结构和生活方式改变使老年人外出机会增多

B. 老年人视力、听力、判断力及反应能力下降

C. 老年人参加社会活动机会增多

D. 机动车违章驾驶

104.（　　）不是关于社交的要求。

A. 社交内容的丰富度　　B. 社交内容的合法性

C. 社交活动的参与度　　D. 社交关系的复杂度

105. 导致老年人冻伤或烫伤的主要原因是（　　）。

A. 户外运动减少　　B. 感觉迟钝，对冷热的敏感性降低

C. 防护措施差　　D. 无人看护

106. 可以根据文化评估的结果，制定出符合老年人（　　）的有效措施。

A. 生活习惯和身体情况　　B. 身体情况和治疗需求

C. 文化背景和民族差异　　D. 身体状况和生活习惯

107. 信息是一种战略资源、决策资源，是评估师进行评估工作的（　　）。

A. 关键资源　　B. 核心资源　　C. 重要资源　　D. 一般资源

108. 评估人员紧紧围绕评估工作将要达到的目的，既不漏掉必要的信息，也不过度搜集非相关的信息。这体现了基本信息填写中的（　　）原则。

A. 系统性　　B. 针对性　　C. 真实性　　D. 全面性

109. 健康传播是指以（　　）为出发点，运用各种传播媒介渠道和方法，为维护和促进人类健康而制作、传递、分散、交流、分享健康信息的过程。

A. 人人传播健康　B. 人人关注健康　C. 人人健康　　D. 关爱自己

110.（　　）是指人与人之间心灵的交流，通过传递和接受信息使双方相互理解。

A. 正常沟通　　B. 合理沟通　　C. 有效沟通　　D. 沟通

111. 老年人在进行沟通交流能力评估时，表达无困难，能与其他人正常沟通，则其评分应为（　　）。

A. 0 分　　B. 1 分　　C. 2 分　　D. 3 分

112. 认知的基础是大脑皮质的功能正常，任何引起大脑皮质功能和结构异常的因素均可导致（　　）。

A. 认知障碍　　B. 认知意识损害　C. 认知功能损害　D. 认知损害

113."床椅转移"指的是"从床到轮椅""(　　)"等来回全过程中的所有动作。

A. 从床到客厅　B. 从床到厕所　C. 从床到坐便器　D. 从床到餐桌

114. 老年人可以自己穿脱衣物,但是无人提示时,经常扣错纽扣。若护理员从第一颗纽扣开始在一旁提示,老年人就能准确扣在正确的位置上的行为,判定(　　)。

A. 可独立完成　B. 需部分帮助

C. 左右不分　D. 需极大帮助或完全依赖他人

115. 最能体现信息资料真实性的是(　　)。

A. 原始资料　B. 录入资料　C. 统计资料　D. 分析资料

116. 视功能评估是眼部疾病诊断的主要依据,包括形态学和(　　)方面的评估。

A. 功能学　B. 能力学　C. 感知觉能力　D. 病理学

117. 失智症患者随着神经端死亡,脑萎缩不断加重,逐渐不能控制自己的行为,开始出现(　　)改变。

A. 性格的　B. 生活习惯的　C. 情绪的　D. 意识的

118.(　　)是一种常见的重要的老年综合特征,是急性发作的精神和认知功能紊乱,是住院老年人常见的严重潜在致残因素或死亡的根源。

A. 焦虑　B. 烦恼　C. 谵妄　D. 抑郁

119. 有些失智老年人在出现发热、疼痛等身体不舒服的情况时,会认为自己处于受压迫的环境,会出现(　　)行为。

A. 自我保护　B. 冲动攻击　C. 产生幻听　D. 疑心重重

120. 询问被评估者本人及其家属或陪同人员,如实选择居住情况选项。必要时,可与被评估者的(　　)再次沟通确认,确保信息的准确性。

A. 当地派出所　B. 单位

C. 居委会　D. 所属街道、社区单位

仿真试题单选题答案

1	2	3	4	5	6	7	8	9	10
C	D	B	A	C	C	A	A	A	B

续表

11	12	13	14	15	16	17	18	19	20
C	A	B	D	C	C	A	D	A	A
21	22	23	24	25	26	27	28	29	30
B	A	B	C	B	A	B	D	A	A
31	32	33	34	35	36	37	38	39	40
A	C	C	B	A	A	C	A	B	A
41	42	43	44	45	46	47	48	49	50
C	A	B	A	A	A	B	A	D	A
51	52	53	54	55	56	57	58	59	60
D	A	C	B	B	C	D	C	B	A
61	62	63	64	65	66	67	68	69	70
A	B	D	A	A	A	B	A	D	C
71	72	73	74	75	76	77	78	79	80
B	A	C	C	D	B	D	B	D	C
81	82	83	84	85	86	87	88	89	90
B	B	C	D	C	D	A	C	C	B
91	92	93	94	95	96	97	98	99	100
C	C	C	D	B	C	A	A	C	B
101	102	103	104	105	106	107	108	109	110
C	D	B	B	B	C	A	B	C	C
111	112	113	114	115	116	117	118	119	120
A	C	C	B	A	A	A	C	B	D

二、判断题

1. 崇尚节俭意味着对艰辛劳作所创造的物质财富的珍惜，体现了对劳动的尊崇。(　　)

2. 老年人常见消化系统疾病有高血压、心力衰竭、肺心病、冠心病、心律失常、主动脉夹层等。(　　)

3. 采用人体电阻抗测量技术，短时间内即可检测人体九大系统 220 项功能指标。(　　)

4. 老年人能力等级认定为 0 级，那么社会参与评定分级必须是 0 级。

(　　)

5. 在上门进行评估服务时,可以不带工作证。(　　)

6. 收集老年人预约评估、过往评估或复评(核)有关信息。(　　)

7.《老年人能力评估师》国家职业标准代码是 JGJ/T 493—2022。(　　)

8. 老年人只认识保护人,不辨熟人和生人,其人物定向能力评估为 4 分。(　　)

9. 随着时代的不断发展和变化,诚实守信也被赋予了体现时代精神的新原则。(　　)

10. 友善老年人理解尊重的表现形式是指在对待老年人方面应表现得友好而善良。其最基本的表现就是对老年人有礼貌,尊重老年人的劳动。(　　)

11. 自中长期来讲,每当失能老年人病情稳定、处在好转期,回到家中并获得与大医院一样的护理服务的期待慢慢增多。(　　)

12. 如需在家以外的场所,如医院、养老机构等进行评估时,必须与相关负责人进行沟通,核实沟通过程中注意对老年人的隐私的保护。(　　)

13. 老年人健康教育只是告诉老年人应该怎样健康生活。(　　)

14. 老年人听力语言功能训练的基础方法包括听觉训练和语言训练。(　　)

15. 评估大数据结合互联网可以广泛应用于医疗、为老服务、新型消费等众多领域。(　　)

16. 洗澡环境优劣、浴池类型与评估标准有关。(　　)

17. 保护隐私的具体体现包括掌握网上安全运行知识、避免个人隐私泄露。(　　)

18. 老年人能力评估文档资料由老年人能力评估基本信息和老年人能力评估指标资料组成。(　　)

19. 重大食物和职业中毒属于食品安全事件。(　　)

20. 国家通过财政支出支持社会保险事业。(　　)

21. 事件信息采集只是为了满足评估师的好奇心。(　　)

22. 消防安全直接关系到住养老年人生命安全,是养老服务安全的重中之重。(　　)

23. 在老年人能力评估环境的注意事项中,准备的台阶须满足国家标准中规

定的生产厂家。(　　)

24. 征得家属或陪同人员同意,可要求提供、查看病历、诊断书等资料,并在“特殊事项”中如实注明相关信息。(　　)

25. 计算机就是电脑的主机。(　　)

26. 火灾现场总指挥根据扑救火灾的需要,有权划定警戒区,实行局部交通管制。(　　)

27. 心理学综合考试要力求反映考生的实战需求与综合能力,选拔具有应答能力或者优秀人才入学。(　　)

28. 即使获得外界帮助,也只能行走或移动 2~3 m,无法连续行走 5 m 或 5 m 以上的距离的情况属于完全依赖他人。(　　)

29. 简易智能精神状态检查量表(MMSE)是国内外应用最广泛的认知筛查量表。(　　)

30. 若遇到老年人无理由不配合评估工作时,可先与老年人所在地区民政单位进行沟通,视情况做出调整处理。严重时,可根据实际情况申请将该老年人的能力评估申请做无效处理。(　　)

31. 生命体征是用来判断病人病情轻重的指征。(　　)

32. 测量血压时为确保测量的准确性和对照的可比性,应做到四定:定时间,定部位,定体位,定血压计。(　　)

33. 评估编号的第 2 至 5 位代表日期。(　　)

34. 在对老年人居住环境进行评估时,可以适当为老年人调整家具物品位置。(　　)

35. 当被评估人说他在一年前意外跌倒过一次,评估师应该认真地记录并纳入最终评估结果。(　　)

36. 留置导尿管或经常尿失禁属于完全失控。(　　)

37. 评估师在与被评估人聊天时,必须有针对性地提问,同时也要注意沟通技巧。(　　)

38. 信息各形态之间可以相互转化。(　　)

39. 为预防老年人抑郁症,只需指导老年人保持开朗、平静、乐观的情绪,培养生活情趣,教给老年人调节生活的方法。(　　)

40. 老年人一旦被评为昏迷状态,则需要等老年人清醒后再进行接下来的评

估内容。(　　)

41. 被评估老年人若平时佩戴助听器,应在佩戴助听器的情况下进行听力评估。(　　)

42. 社会参与等级划分的二级指标有4项。(　　)

43. 家庭因素是影响老年人主观幸福感不可忽视的因素。(　　)

44. 家庭成员和人口组成直接影响家庭结构的特征。(　　)

45. 客观测听法无需受试者的行为配合,不受其主观意识的影响,结果相对客观、可靠。(　　)

46. 老年人能力评估是基础性评估,只提供能力分级。(　　)

47. 一级指标分级都为2级,那么老年人能力等级初步评定应为2级。(　　)

48. 评估申请应由老年人本人或者其代理人提出。(　　)

49. 评估过程中,要分别与老年人、照护者、家属沟通,可进行多次访谈,必要时可一起讨论确定。(　　)

50. 评估工作在受理申请资料60日内完成。(　　)

51. 评估时与老年人及其家属交谈社区周边的配套设施后,也要进行实地核实。(　　)

52. 评估家庭支持是为了了解家庭需求及家庭系统的积极力量和资源,以帮助维持、提高或重建家庭支持。(　　)

53. 适老化的最终目的是增强老年人生活的安全性和便利性。(　　)

54. 应用判定卡,当日常生活活动等级为1,后三项有一项为0,判定轻度失能。(　　)

55. 老年人有语言障碍,但能用文字表达交流,沟通结果视为有效。(　　)

56. 在社会系统中,对理疗保健系统的评估是最重要的。(　　)

57. 养老企业可借助评估数据量化各类具体需求,明确自己的客户目标群。(　　)

58. 主观负担评估主要指护理患者时的紧张、不满等心理情感。(　　)

59. 工作能力评估分为4级,0级为能力完好,1级为轻度受损。(　　)

60. 老年人经济状况对其物质生活和精神生活不会造成太大的影响。贫困对健康也没有明显的影响。(　　)

仿真试题判断题答案

1	2	3	4	5	6	7	8	9	10
√	×	√	×	×	√	×	√	×	√
11	12	13	14	15	16	17	18	19	20
√	√	×	√	√	×	√	√	√	×
21	22	23	24	25	26	27	28	29	30
×	√	×	√	×	√	×	√	√	√
31	32	33	34	35	36	37	38	39	40
×	√	√	×	√	√	√	√	×	×
41	42	43	44	45	46	47	48	49	50
√	×	√	×	√	√	×	√	×	×
51	52	53	54	55	56	57	58	59	60
√	√	√	√	√	×	√	√	×	×

三、多选题

1. 关于老年人生产性社会参与服务需求评估方法有(　　)。

A. 观察法　　B. 询问法　　C. 推理法

D. 资料查阅法　　E. 数据分析法

2. 推动老年人生产性社会参与的社会意义有(　　)。

A. 能够有效开发老年人力资源

B. 有利于社会资源的合理配置

C. 老年人生产性社会参与是中国“未富先老”的老龄社会的有效解决之道

D. 为整个社会的进步和发展注入更多资源和活力

E. 在积极应对人口结构变化所带来的机遇和挑战中有着积极的现实意义

3. 失智老年人公共活动区域地面应(　　),卧室家具应贴墙放置,留出活动空间,防止跌倒情况发生。

A. 平坦　　B. 干燥　　C. 无障碍物

D. 安静　　E. 无异物

4. 在防治老年病过程中,中西医结合具备多种优势,包括(　　)。

A. 遵循自然规律　　B. 遵循患者意愿　　C. 避免重复用药

D. 不用服用西药　　E. 药物副作用小

5. 当代医生伦理学的基本原则是(　　)。

A. 尊重自主原则　B. 尊严的原则　C. 有利原则

D. 不伤害原则　E. 公正原则

6. 可燃物按物理状态分为(　　)可燃物。

A. 球体　B. 气体　C. 液体

D. 固体　E. 漂浮体

7. 国家建立科学严格的(　　)安全监督管理制度,提高安全水平。

A. 空气　B. 食品　C. 饮用水

D. 土壤　E. 工业污染

8. 有关老年人身份信息采集的内容错误的是(　　)。

A. 慢性疾病　B. 疾病诊断　C. 经济来源

D. 文化程度　E. 年龄

9. 点击"下一步",出现(　　)。

A. 许可协议安装界面　B. 进入安装向导　C. 进入安装向导

D. 继续选择安装界面　E. 实施安装

10. 进行听力评估的方法包括(　　)。

A. 听力的快速筛查法　B. 汉化版 HHIE-S 量表　C. 观察法

D. 音叉实验　E. 问卷法

11. 听力评估的得分区间包括(　　)。

A. 可正常交谈,能听到电视、电话、门铃的声音

B. 在轻声说话或说话距离超过 2 m 时听不清

C. 正常交流有些困难,需在安静的环境或大声说话才能听到

D. 正常交流无困难,需在安静的环境或大声说话才能听到

E. 完全听不见

12. 社会参与分级总分是生活能力、(　　)各项得分总和。

A. 时间和空间定向能力　B. 社会交往能力　C. 工作能力

D. 运动能力　E. 人物定向能力

13. 应用判定卡作等级判定,当日常生活活动等级为 1 时,它的纵向能力等级目标定位在(　　)到(　　)区间。

A. 0　B. 1　C. 2

D. 3　　E. 4

14. 评估小组组长要有 3 年以上现场评估经验,其岗位职责是(　　)。

A. 最终等级评估　　B. 监督指导　　C. 审核信息

D. 与评估者沟通确认　　E. 评估申请

15. 老年人能力评估是对老年人(　　)几个方面进行全面评估,最后进行综合评价。

A. 生理　　B. 体力　　C. 精神

D. 心情　　E. 血压

16. 评估编号第 7 至 8 位顺序号,下列数字可以作为顺序号(　　)。

A. 123　　B. 56　　C. H6

D. HZ　　E. PG1

17. 我国常见的家庭类型有(　　)。

A. 核心家庭　　B. 主干家庭　　C. 联合家庭

D. 集体家庭　　E. 残缺家庭

18. 在公共空间的设计中,应该(　　)以降低老年人的摔倒概率。

A. 加强设施的完善　　B. 减少上坡和下坡　　C. 保障地面平稳

D. 减少楼梯　　E. 减少扶手

19. 社区医疗保健设施可为居家养老的老年人提供基础的医疗服务,也为社区居民提供(　　)服务。

A. 诊疗　　B. 康复　　C. 预防

D. 保健　　E. 推广

20. 导致老年人压疮的主要危险因素是(　　)。

A. 不活动　　B. 营养不良　　C. 认知功能障碍

D. 高龄　　E. 维生素 C 或锌缺乏

仿真试题多选题答案

1	2	3	4	5	6	7	8	9	10
ABD	ABCDE	ABC	AC	ABCDE	BCD	BC	ABC	ACDE	ABD
11	12	13	14	15	16	17	18	19	20
ABCE	ABCE	BC	BC	AC	BCD	ABCE	ABC	ABCD	AD

第六节　老年人能力评估师考试模拟试卷

注意事项

1. 本试卷依据2023年颁布的《老年人能力评估师》国家职业标准命制。

2. 考试时间:90分钟,本试卷一共100分。

3. 请在试卷标封处填写姓名、准考证号和所在单位的名称。

4. 请仔细阅读答题要求,在规定位置填写答案。

5. 请服从考评人员指挥,保证考核安全顺利进行。

一、单选题(每题0.8分,总共70道题,合计56分)

1. 金融安全事故属于(　　)事件。

A. 事故灾难　B. 社会安全　C. 人为伤害　D. 自然灾害

2.(　　)是出于对老年人的尊重与友好,在服务中要注重仪表、仪容、仪态和语言、操作的规范。

A. 关心挚爱　B. 互助互爱　C. 善解人意　D. 热情服务

3. 评估员在进行老年人生产性社会参与服务需求评估时,需重点了解的信息不包含(　　)。

A. 居住状况　B. 收入情况　C. 生活习惯　D. 性格特点

4. 判断老年人是否具备从事某种工作的能力的依据不包括(　　)。

A. 教育背景　B. 工作经历　C. 身体状况　D. 经济能力

5. 老年人初步评估轻度失能,近30天老年人自己走失过3次,这种情况老年人能力等级评估应为(　　)级。

A. 0　B. 1　C. 2　D. 3

6. 下列哪种情况,老年人能力等级可以评定为重度失能。(　　)

A. 社会参与:1级　精神状态:2级　感知觉沟通:1级　日常生活活动:2级

B. 社会参与:2级　精神状态:1级　感知觉沟通:2级　日常生活活动:2级

C. 社会参与:1级　精神状态:3级　感知觉沟通:1级　日常生活活动:2级

D. 社会参与:1级　精神状态:1级　感知觉沟通:1级　日常生活活动:2级

7. 导致老年人交通事故伤害的主要生理因素有老年人视力、听力、(　　)及反应能力下降。

A. 判断力　　B. 认知力　　C. 逻辑思维能力　D. 体力

8. 导致老年人发生坠床的原因不包括(　　)。

A. 没有及时上护栏　　B. 肢体约束不当

C. 护理不舒服　　D. 无专人看护

9. 焦虑是一种(　　)情绪,对于个体和种族具有很强的生存价值,但是如果焦虑程度过高,就不再是对环境中各种威胁的适当反应,而可能成为个人困扰。

A. 病态的　　B. 有用的　　C. 无用的　　D. 不可控的

10. 填写评估表时应使用(　　)。

A. 黑色中性笔　　B. 黑色圆珠笔　　C. 2B 铅笔　　D. 蓝色钢笔

11. 精神疾病采集信息过程中征得家属或陪同人员同意,可要求提供、查看(　　)等资料。

A. 过往病史　　B. 病例、诊断书　　C. 病史记录　　D. 住院次数

12. 以下哪类药物长期服用可有影响食欲的作用(　　)。

A. 消炎药　　B. 降糖药　　C. 免疫调节剂　　D. 抗过敏药

13. 国内(　　)成立中国健康教育研究所及中国健康教育协会。

A. 1986 年　　B. 1988 年　　C. 1996 年　　D. 1997 年

14. 在社区公共空间中,可以充分利用(　　)来营造温馨和谐的室内环境。

A. 陈设品　　B. 健身设施　　C. 娱乐设施　　D. 学习设施

15. 适老化是指根据老年人的(　　)特点在公共场所及住宅中,为老年人更好地出行和生活做出的相应变化。

A. 生理和习惯　　B. 生理和心理　　C. 习惯和心理　　D. 习惯和性格

16. 评估编号的第一位代表评估单位类型,其中 J 代表(　　)。

A. 养老机构　　B. 协会　　C. 社区　　D. 其他

17. 评估进行时由(　　)直接对老年人居住环境进行观察,对老年人及其陪同人员直接提问,要求其提供参考资料。

A. 机构人员　　B. 评估组组长　　C. 评估员　　D. 护理员

18. 家庭是社会的细胞,是(　　)最基本的生产和生活单位。

A. 社区　　B. 国家　　C. 城市　　D. 人类社会

19. 下列不属于环境信息采集的方法是(　　)。

A. 交谈法　　B. 测量法　　C. 量表评定法　　D. 实地考察法

20. 压疮是指局部皮肤长时间受压或受摩擦力、剪切力作用后，受力部位出现(　　)，引起局部皮肤和皮下组织缺血、坏死。

A. 肢体运动障碍　B. 局部皮肤过低　C. 局部肢体麻木　D. 血液循环障碍

21. 老年人应选择性能可靠的日常生活类辅具，表现在既能达到使用目的，又能改善(　　)。

A. 日常生活自理能力　　B. 生存能力

C. 肢体运动能力　　D. 反应能力

22. 间断性的慰问金、红包等不计入经济来源，属于(　　)。

A. 亲友资助　　B. 子女补贴　　C. 社会福利　　D. 其他补贴

23. 询问被评估者的医疗费用支付方式时，如有其他未列明情况，选择(　　)选项。

A. 贫困救助　　B. 全自费　　C. 其他　　D. 全工费

24. 在社会系统中，对卫生保健系统的评估需要判断这些机构能否为社区中的老年人提供全面(　　)的服务。

A. 健康　　B. 合适　　C. 连续　　D. 规范

25. 社区文体活动区域应按(　　)划分动区和静区。

A. 大小　　B. 面积　　C. 质量　　D. 干扰程度

26. 物联网的核心和基础是(　　)。

A. 评估工具　　B. 互联网　　C. 评估师　　D. 被评估人

27. 信息档案归档后，要储存在档案室时，要求档案室不能(　　)。

A. 干燥　　B. 恒温　　C. 潮湿　　D. 密闭

28. 出现下列哪一项属于身体上的照顾不当。(　　)

A. 伤口、青肿　　B. 谩骂侮辱　　C. 粪尿污染　　D. 紧张恐惧

29. 社区安全设备隐患不包括(　　)。

A. 电线老化　　B. 消防设施故障　C. 电梯老化　　D. 照明故障

30. 装置人工肛门的老年人有自主意识可控制排便，即可判定为(　　)。

A. 可控制大便

B. 偶尔失控(每周<1次)，或需要他人提示

C. 需要他人提示

D. 完全失控

31. 老年人可以完成脱(装)假牙的动作,但是需他人帮助清洗假牙的行为判定为(　　)。

A. 10 分　　B. 可自己独立完成

C. 1 分　　D. 需他人帮助

32. 家庭沟通是指家庭成员间在情感、愿望、需求、意见、信息与价值观等方面进行(　　)的过程。

A. 支持　　B. 交换　　C. 照顾　　D. 帮助

33. 在采访老年人时尽量避免涉及隐私问题,要时刻注意老年人(　　)的变化。

A. 心理和身体　　B. 心理和情绪　　C. 情绪和身体　　D. 心理和状态

34. 常见的身体检测设备包括体温计、血压计、血糖仪、(　　)、手电筒、体重秤,以及一次性压舌板、皮尺、听诊器等。

A. 抽血测试　　B. 血氧饱和度心率检测仪

C. 脑电图测试　　D. 肺部胸片

35. 老年人在日常生活中经常会用到的辅助工具,有拐杖、(　　)、轮椅、助听器、老花镜、放大镜、坐便器等。

A. 笔记本　　B. 手电筒　　C. 助行器　　D. 报纸

36. 低层次生活质量实际是指(　　),关注重点在生理(食、睡、性)方面,维持生存。

A. 人生价值　　B. 社会责任　　C. 生存质量　　D. 社会和谐

37. 家庭支持主要指为(　　)家庭差异性需求,家庭的其他成员为某个人所提供的帮助。

A. 支持和满足　　B. 尊重和支持　　C. 尊重和满足　　D. 支持和提供

38. 认知的基础是大脑皮质的功能正常,任何引起大脑皮质功能和结构异常的因素均可导致(　　)。

A. 认知障碍　　B. 认知意识损害　　C. 认知功能损害　　D. 认知损害

39. 排尿时需要他人在旁监护,需要提示后才能完成的行为属于(　　)。

A. 可控制小便　　B. 偶尔失控　　C. 完全失控　　D. 随地小便

40.(　　)是指能依据评估规范的要求核对老年人的身份、地址、家属或照护人员等基本信息,如老年人的姓名、性别、身份证号、居住地址等,以及老年人家属或照护人员的姓名、与老年人的关系、电话号码等相关信息。

A. 信息鉴别与核实　　B. 信息录入

C. 信息输出　　D. 信息入库

41. 国家建立和完善新型农村(　　)。

A. 互助医疗制度　B. 集体医疗制度　C. 合作医疗制度　D. 救助医疗制度

42. 失能老年人功能损害不包括(　　)。

A. 精神状态　　B. 日常生活活动能力

C. 感知觉与沟通能力　　D. 注意力

43. 精神状态的分级得分是(　　)的得分总和。

A. 3 个项目　B. 4 个项目　C. 10 个项目　D. 15 个项目

44. 社会参与、感知觉与沟通、精神状态、日常生活活动分级都为 2 级,老年人能力等级应为(　　)级。

A. 0　B. 1　C. 2　D. 3

45. 常用的数据库软件是(　　)。

A. Excel　B. Word　C. PowerPoint　D. Accses

46. 信息分类的依据不包括(　　)。

A. 信息的性质　B. 信息的内容　C. 信息的数量　D. 信息的特征

47. 失智老年人主要表现为(　　),影响老年人的社会功能和生活质量。

A. 认知功能减退　　B. 渐进性认知功能退化

C. 记忆力下降　　D. 器官功能减退

48. 老年人生产性社会参与是中国(　　)的有效解决之道 。

A. 老龄社会　B. 经济发展　C. 和谐社会　D. 家庭和睦

49. 意识水平主要指大脑的(　　)程度。

A. 警觉　B. 觉醒　C. 清醒　D. 不清醒

50. 攻击行为是指肢体、(　　)对他人有侵犯性举动。

A. 动作　B. 行为　C. 语言方面　D. 认知

51. 资料的完整性体现为各种资料齐全,各种资料不包括(　　)资料。

A. 个人　B. 家庭　C. 企业　D. 社区

52. 数据是载荷或记录信息按一定规则排列组合的(　　)。

A. 数字符号　　B. 文字符号　　C. 物理符号　　D. 标记符号

53. 老年人勉强可与人交往，但谈吐内容不清楚，表情不恰当。老年人社会交往能力得分为（　　）。

A. 1 分　　B. 2 分　　C. 3 分　　D. 4 分

54. 老年人感知觉评估得分为 1 分，则认为被评估老年人的能力为（　　）。

A. 能力完好　　B. 轻度受损　　C. 中度受损　　D. 重度受损

55. 沟通交流能力是指老年人通过表达自己的需求和意见，参与（　　）、理解信息的能力。

A. 沟通交流　　B. 语言描述　　C. 互动交流　　D. 肢体表达

56. 进行听力评估时，若被评估人平时不佩戴助听器，则在评估时（　　）。

A. 不应佩戴助听器　　B. 佩戴助听器

C. 根据老年人自我意愿佩戴助听器　　D. 佩戴与否都行

57. 评估基本信息表中不包括（　　）选项。

A. 评估编号　　B. 性别　　C. 本人成分　　D. 出生日期

58. 对评估结果有疑问者，在提出复评申请后（　　）日内进行再次评定。

A. 7　　B. 10　　C. 15　　D. 30

59. 老年人角色作用的评估方法通过询问的方式进行，常用（　　）的方法进行评估。

A. 开放式　　B. 沟通式　　C. 封闭式　　D. 规范式

60. 询问被评估者本人及家属或陪同人员，如实选择居住情况选项。必要时，可与被评估者的（　　）再次沟通确认，确保信息的准确性。

A. 当地派出所　　B. 单位

C. 居委会　　D. 所属街道、社区单位

61. 不是关于社交的要求的选项是（　　）。

A. 社交内容丰富度　　B. 社交内容的合法性

C. 社交活动参与度　　D. 社交关系复杂度

62. 老年人能力等级评估初步认定为 0 级，那么其精神状态评定分级必须是（　　）。

A. 1 级　　B. 0 分　　C. 5 分　　D. 6 分

63. 视功能评估是眼部疾病诊断的主要依据，包括形态学和（　　）方面的检

评估。

A. 功能学　　B. 能力学　　C. 感知觉能力　　D. 病理学

64.(　　)是通过询问受试者或其亲近的人来获取受试者的信息从而进行评测。

A. 直接评估　　B. 客观心理评估　　C. 认知评价　　D. 间接评估

65. 老年人基本信息表包括:项目名称、姓名、性别、出生日期、身份证号、社保卡号、民族、文化程度、(　　)、婚姻状况、居住状况、医疗费用支付方式、经济来源等。

A. 主治医生　　B. 宗教信仰　　C. 关照护士　　D. 陪伴人员

66. 收集老年人(　　)、过往评估或复评(核)有关信息。

A. 特定评估　　B. 预约评估　　C. 体检报告　　D. 检测报告

67. 评估环境应清洁,安静、光线明亮、(　　)、温度适宜。

A. 欢快　　B. 窄小　　C. 热闹　　D. 空气清新

68. 心理学综合考试要力求反映考生的(　　)与综合能力,选拔具有发展潜力或者优秀人才入学。

A. 实战需求　　B. 基本素质　　C. 临场发挥　　D. 应答能力

69. 每餐都需要医护人员通过留置营养管注射营养液替代经口进食的行为判定为(　　)。

A. 可独立进食　　B. 需部分帮助

C. 需极大帮助或完全依赖他人　　D. 完全依赖他人

70. 为有助于测量的准确性和对照的可比性,测血压应做到四定:定时间,定部位,定(　　),定血压计。

A. 体位　　B. 座位　　C. 身位　　D. 坐位

考试试卷单选题答案

1	2	3	4	5	6	7	8	9	10
B	B	C	D	C	C	A	C	B	A
11	12	13	14	15	16	17	18	19	20
B	B	A	A	B	A	C	D	B	D

续表

21	22	23	24	25	26	27	28	29	30
A	D	C	C	D	B	C	A	B	A
31	32	33	34	35	36	37	38	39	40
D	B	A	B	C	C	C	C	B	A
41	42	43	44	45	46	47	48	49	50
C	D	A	D	D	C	B	A	B	C
51	52	53	54	55	56	57	58	59	60
C	C	C	B	C	A	C	A	A	D
61	62	63	64	65	66	67	68	69	70
B	B	A	D	B	B	D	B	C	A

二、判断题(每题0.8分,总共40道题,合计32分)

1. 跌倒是老年人伤害最常见的原因,也是导致老年人意外死亡最主要的原因。(　　)

2. 公共服务设施布局适老化意味着公共服务设施的空间布局对老年人群体出行便利、适合。(　　)

3. 老年人能力评估是基础性评估,只提供能力分级。(　　)

4. 在老年人能力评估环境的注意事项中,准备的台阶须满足国家相关的标准和要求。(　　)

5. 老年人出现冲动攻击行为的原因有脑功能下降、认知障碍、身体不舒服、照护员态度不好、家属不关心。(　　)

6. 评估前应准备4或5级台阶,如评估环境不具备符合要求的台阶,须准备移动台阶。(　　)

7. 抑郁临床表现的显著特征是情绪低落。(　　)

8. 老年人文化评估有助于分析老年人在健康观念、人生理想、生活习惯和传统的治疗方法是否存在文化差异,并了解影响老年人健康的各种文化因素,如生活习惯、习俗和饮食习惯等。(　　)

9. 在上门进行评估服务时,可以不带工作证。(　　)

10. 老年人经济支持一般包括金钱支持和补贴支持。(　　)

11. 老年人居住环境光线过强,或是声音嘈杂、温湿度过高、空气中有异味

等,均会影响睡眠质量。(　　)

12. 发生移动老年人臀部的行为动作属于床椅转移能力评估范畴。(　　)

13. 评估如厕能力时无需评估老年人排泄后,是否有自主冲水、清洁便器等事后清理能力。(　　)

14. 每个人通过职业劳动,能够履行对社会和他人的责任。(　　)

15. 合同员工违反职业纪律,在给其处分时应做出撤职决定。(　　)

16. 老年人进行跌倒风险初期筛查,确认存在高跌倒风险后,再结合跌倒内在风险和外在风险进行多因素风险评估。(　　)

17. 老年人的功能障碍评估,可将老年人障碍程度分为无障碍、轻度障碍、中度障碍、重度障碍、不完全障碍。(　　)

18. 诚实守信,是中华民族传统美德的重要规范,也是革命传统道德的重要内容。(　　)

19. 科学严谨的专业规范是指逻辑性强、不出漏洞的专业标准。(　　)

20. 理解尊重老年人,首先要善于欣赏、接纳老年人;其次,不做有损老年人人格的事情。(　　)

21. 体育运动是老年人寻求心理沟通和获得社会支持的重要途径,对老年人的身心健康具有重要的促进作用。(　　)

22."老有所为"的定义是"低龄和健康老年人在自愿量力的前提下,参与社会发展,推动社会精神文明和物质文明建设"。这是中国政府在政策层面对老有所为内涵进行的解读。(　　)

23. 客观是指按事物的本来面目去反映,不掺杂个人的客观见解,也不为他人意见所左右。(　　)

24. 若遇到老年人无理由不配合评估工作时,可先与老年人所在地区民政部门进行沟通,视情况做出调整处理。严重时,可根据实际情况申请将该老年人的能力评估申请做无效处理。(　　)

25. 老年人身份信息采集应当公开收集使用规则,明示收集使用信息的目的、方式和范围,并经被收集者同意。(　　)

26. 事件信息采集时,被评估人说什么,我们就信什么。(　　)

27. 使用支具,可独自完成穿脱动作,并完成上下楼梯动作的行为能力属于需部分帮助。(　　)

28. 因疾病等原因医生不建议或限制站立步行、轻量体力劳动的情况属于需极大帮助。(　　)

29. 一般来说，评估师重点询问的是近 30 天内发生事故的内容信息。(　　)

30. 事件信息采集只是为了满足评估师的好奇心。(　　)

31. 蒙特利尔认知评估量表(MoCA)旨在筛查阿尔茨海默病(AD)患者。(　　)

32. 老年人认知障碍表现为判断力差、注意力障碍、记忆障碍、推理能力降低、执行功能障碍、交流困难等。(　　)

33. 保护隐私的具体体现包括网络协调运行知识，避免个人隐私泄露。(　　)

34. 根据不同的能力类型，将 20 项评估指标分别归类于 4 项一级评估指标。(　　)

35. 基本信息应该在评估过程中或评估后及时填写，不能间隔时间太长。(　　)

36. 生命体征是用来判断病人病情轻重的指征(　　)

37. 失去双脚，需要依靠双手完成移动时，由于没有完成站立的行为能力，所以判定为“0 分：完全依赖他人”。(　　)

38. 评估师在评估时，可以仅通过谈话进行评估工作。(　　)

39. 评估师只能用一个量表进行评估。(　　)

40. 老年人康复护理一般指的是针对老年人运动功能的康复。(　　)

考试试卷判断题答案

1	2	3	4	5	6	7	8	9	10
√	√	√	√	×	√	√	×	×	×
11	12	13	14	15	16	17	18	19	20
√	√	×	√	×	√	×	√	√	√
21	22	23	24	25	26	27	28	29	30
×	√	×	√	√	×	√	×	√	×

续表

31	32	33	34	35	36	37	38	39	40
×	√	×	×	√	×	√	×	×	×

三、多选题(每题 1.2 分,总共 10 道题,合计 12 分)

1. 老年康复的原则包括(　　)。

A. 个性化原则　　B. 循序渐进原则　　C. 主动参与原则

D. 持之以恒原则　　E. 真实性原则

2. 老年人自理生活能力训练的基础方法包括(　　)。

A. 控制二便训练　　B. 个人修饰训练　　C. 自行进食训练

D. 社交能力训练　　E. 跳跃能力训练

3. 在防治老年病过程中,中西医结合不具备(　　)优势。

A. 遵循自然规律　　B. 兼顾整体观　　C. 避免重复用药

D. 不用服用西药　　E. 药物副作用小

4. 老年人能力评估沟通方式有(　　)。

A. 语言沟通　　B. 非语言沟通　　C. 书面沟通

D. 电话沟通　　E. 口头沟通

5. 以下(　　)属于《中华人民共和国民法典》制定的目的和任务。

A. 处罚犯罪,维护社会公允正义

B. 调整民事关系,维护社会和经济秩序

C. 适应中国特色社会主义发展要求

D. 弘扬社会主义核心价值观

E. 保护民事主体的合法权益

6. 通过短信联系老年人及其家属或照护人员,了解其(　　)的相关信息,并做好相关记录。

A. 评估预约情况　　B. 医生复查　　C. 过往评估

D. 复评　　E. 专家诊断

7. 在进行老年人能力评估系统软件调试时,不需要调试(　　)等功能。

A. 编程　　B. 修改　　C. 评估

D. 鉴定　　E. 编辑

8. 有关老年人身份信息采集的内容错误的是(　　)。

A. 慢性疾病　　B. 疾病诊断　　C. 经济来源

D. 文化程度　　E. 年龄

9. 下列选项属于重度痴呆期的包括(　　)。

A. 记忆力减退　　B. 严重记忆力丧失　　C. 大小便失禁

D. 生活不能自理　　E. 判断能力下降

10. 评估表书写完毕后,不应由(　　)进行签字确认。

A. 评估师　　B. 被评估人　　C. 被评估人家属

D. 被评估人的保姆　　E. 社区、街道的领导

考试试卷多选题答案

1	2	3	4	5	6	7	8	9	10
ABCD	ABC	DE	AB	BCDE	ACD	ACD	ABC	BCE	BCDE

第四章

老年人能力评估师技能操作复习指导

第一节　技能操作鉴定考核的综合概述

操作技能考核是职业技能等级认定的重要组成部分，是职业技能等级认定区别于其他资格考试的突出特征。

一、操作技能考核概述

1. 老年人能力评估师技能考核综合概述

评估流程的规范操作，包括与老年人及其家属的沟通技巧，获取准确信息，按照规定流程依次进行各项评估。

操作技能考核是对老年人能力评估师实际操作能力的一种检验方式。它主要侧重于评估师在实际场景中执行各项评估任务的能力，包括但不限于：对老年人身体功能、认知状态、日常生活活动能力等方面进行准确评估的技能；熟练运用各种评估工具和方法，确保其正确、规范操作的能力；与老年人及其家属有效沟通、建立良好关系以获取准确信息的能力；观察、分析和判断老年人状况并得出合理结论的能力；规范记录评估过程和结果以及撰写专业评估报告的能力；在遇到特殊情况或问题时，具备妥善处理和应对的能力。

通过操作技能考核，可以衡量评估师是否具备在实际工作中胜任老年人能力评估工作的专业素养和实践能力，以保障评估的准确性、可靠性和有效性，为后续为老年人提供适宜的服务和支持奠定基础。

2. 老年人能力评估师技能考核的主要内容

评估准备，选择合适的评估环境并进行布置。准备齐全所需的评估工具、表单等。沟通技巧，与老年人及其家属进行有效的交流，获取相关信息。能够安抚老年人情绪，使其配合评估。身体评估，准确测量老年人的生命体征（如血压、体温等）。对老年人的肢体活动能力、平衡能力等进行检查和评估。认知与精神评估，运用专业方法评估老年人的认知功能（如记忆力、判断力等）。

观察并判断老年人的精神状态。日常生活活动评估，详细评估老年人在进食、穿衣、如厕等日常活动中的实际能力表现。社会参与评估，了解老年人的社交活动情况和参与程度。评估记录与报告撰写,完整、准确地记录评估过程中的各项数据和观察结果。按照规范格式撰写详细且有价值的评估报告。特殊情况应对,处理老年人在评估过程中出现的身体不适、情绪波动等情况。应对评估工具出现故障等突发问题。工具使用与维护熟练,正确地操作各种评估工具。对工具进行日常维护和管理。

3. 老年人能力评估师操作技能考核的实际案例

案例一:评估一位患有轻度认知障碍的老年人的日常生活活动能力。评估师需要观察老年人在进食、穿衣、洗漱等方面的表现,同时与老年人及其家属进行沟通,了解他们的需求和关注点。

案例二:评估一位需要长期护理的老年人的身体功能。评估师需要测量老年人的血压、体温、心率等生命体征,检查老年人的肢体活动能力、平衡能力和步态,评估老年人的日常生活活动能力,如进食、穿衣、如厕等。

案例三:评估一位患有帕金森病的老年人的认知能力。评估师需要使用认知评估工具,如简易精神状态检查表(MMSE)或蒙特利尔认知评估量表(MoCA),评估老年人的认知功能,包括记忆力、注意力、语言能力、执行功能等。

案例四:评估一位需要康复治疗的老年人的康复需求。评估师需要与康复治疗师合作,评估老年人的身体功能和日常生活活动能力,确定老年人的康复目标和康复计划。

案例五:评估一位需要入住养老院的老年人的适应能力。评估师需要观察老年人在新环境中的表现,评估老年人的社交能力、情绪状态和适应能力,为老年人选择合适的养老院提供建议。

二、操作技能考核的应知应会部分

1. 老年人能力评估师技能考核实操部分的重点

评估流程的规范操作,包括与老年人及其家属的沟通技巧,获取准确信息,按照规定流程依次进行各项评估。身体功能评估,如正确测量老年人的身高、体重、肢体活动度、肌力等,观察步态、平衡能力等。

认知功能评估,熟练运用认知评估工具进行定向力、记忆力、注意力等方面的测试。日常生活活动能力评估，现场观察并准确判断老年人在进食、穿衣、洗漱、如厕等方面的实际能力。精神状态评估，通过观察和交流，评估老年人的情绪、精神状态等，识别可能存在的异常。社会参与能力评估，了解老年人的社交活动情况、兴趣爱好等，评估其社会融入和参与程度。环境评估，对老年人所处的居住环境进行评估，包括安全性、便利性等方面。

评估记录与报告填写，及时、准确地记录评估过程中的各项数据和观察结果，规范填写评估报告，提出合理的建议和结论。特殊情况处理：面对老年人不配合、身体不适等特殊情况时，能妥善应对和处理。评估工具的正确使用和维护：确保评估工具的完好和准确性，熟练操作各类工具。

2. 老年人能力评估师技能操作的应知部分

老年人身体健康评估，了解常见老年疾病的症状、体征和诊断要点。掌握基本的生理指标测量和解读，如血压、心率、呼吸等。熟悉老年人身体功能评估方法，如肢体活动能力、平衡能力等。老年人心理状态评估，识别老年人常见的心理问题，如抑郁、焦虑等。懂得运用合适的心理评估工具和方法。

认知功能评估，清楚认知障碍的表现和评估手段。能够进行简易智力状态检查等。日常生活活动能力评估，知晓评估老年人进食、穿衣、如厕等日常生活能力标准和方法。社会参与能力评估，理解老年人社会交往、参与社区活动等方面的评估要点。

评估工具的使用，熟练掌握常用老年人能力评估工具的操作和解读。评估报告撰写，能准确、规范地撰写老年人能力评估报告，包括评估结果的表述和建议。伦理与法律知识，明白在评估工作中的伦理原则和相关法律法规要求。

3. 老年人能力评估师技能操作的应会部分

评估前准备，会选择合适的评估场所，确保环境安静、舒适、安全。能准备好所需的评估工具和材料，检查其完整性和可用性。沟通与信息收集，懂得运用有效的沟通技巧与老年人及其家属交流，获取全面准确的健康史、生活习惯等信息。会倾听老年人的需求和关注点，并给予恰当回应。

身体状况评估，能够正确进行老年人身体基本状况的检查，如观察外貌、皮肤状况等。熟练进行肢体活动能力、平衡能力、肌力等评估。认知与精神状态评估，会运用专业的评估方法和工具对老年人的认知功能（如记忆力、注意力等）、精神状态（如情绪、有无异常行为等）进行准确评估。

日常生活活动能力评估,准确评估老年人在进食、穿衣、洗澡、如厕等日常活动方面的能力水平。社会参与能力评估,了解老年人的社会交往情况、兴趣爱好和参与社区活动等方面的表现。

评估记录与报告,规范、详细地记录评估过程中的各项数据和观察结果。能够根据评估结果撰写清晰、准确、有建设性建议的评估报告。

特殊情况处理,面对老年人突发身体不适或情绪不稳定等情况,知道如何妥善应对和处理。持续学习与改进,会关注行业最新动态和评估方法的更新,不断提升自己的技能水平。

三、操作技能考核的过程

1. 老年人能力评估师技能考核实施过程

考核前准备,确定考核场地,布置符合评估要求的环境。准备好各类评估工具、表单等材料。考生提前到达指定地点,进行身份核验和签到。

考核开始,考生抽取考核案例或被指定评估对象。考生向评估对象或其家属进行自我介绍,说明评估目的和流程,取得同意和配合。

评估实施,按照既定的评估标准和流程,依次进行身体状况、认知与精神状态、日常生活活动能力、社会参与能力等方面的评估操作。运用合适的评估方法和工具,如观察、询问、测试等。仔细记录评估过程中的各项数据和表现。在评估过程中,与评估对象保持良好沟通,关注其情绪和反应。

特殊情况处理,若遇到评估对象不配合、身体不适或其他突发状况,考生需合理应对和处理。

评估结束,整理评估工具和记录。撰写评估报告,确保内容完整、准确、清晰。

考核评判,考官根据考生的操作表现、记录准确性、报告质量等进行综合评判。给出考核成绩和反馈意见。

2. 老年人能力评估师技能考核评判标准

评估操作的准确性,考生在评估过程中是否正确使用评估工具和方法,准确测量和记录老年人的各项能力指标。评估流程的完整性,考核考生是否按照规定的评估流程进行操作，包括评估前的准备、与老年人的沟通、各项能力的评估、评估后的记录和报告等。

沟通与观察能力，考生与老年人的沟通是否顺畅、有效，是否能够观察到老年人的细微反应和变化并及时调整评估方法。分析与判断能力，考生是否能够对评估数据进行准确分析，判断老年人的能力状况，并提出合理的建议和措施。

报告撰写质量，评估报告是否内容完整、准确、清晰，能够客观反映老年人的能力水平和需求。职业素养：考生在考核过程中是否表现出良好的职业道德和职业素养，如尊重老年人、保护隐私、诚实守信等。

第二节　技能操作鉴定考核结构表和鉴定考核细目表

一、操作技能考核内容结构表的组成

操作技能考核内容结构表的考核内容分为三项，即级别、鉴定要求、鉴定范围。

级别：高级。

鉴定要求：选考方式、鉴定比重、考核时间、考核方式等内容见表 4-1。

鉴定范围：评估准备包括资料准备、工具准备、环境准备；信息采集与管理，包括信息采集、信息管理；能力评估，包括日常生活活动能力评估、认知能力和精神状态评估、感知觉与沟通评估、社会参与能力评估；等级评定，包括能力等级分析和评定、评估报告撰写；环境评估，包括家庭环境评估、社区环境评估；需求评估照护服务需求、社会参与服务需求；健康教育包括健康宣教、风险教育。

表 4-1　老年人能力评估师（三级）操作技能考核内容结构表

<table>
<tr><td rowspan="2" colspan="2">鉴定范围
鉴定要求
级别</td><td colspan="3">评估准备</td><td colspan="2">信息采集与管理</td><td colspan="4">能力评估</td><td colspan="2">等级评定</td><td colspan="2">环境评估</td><td colspan="2">需求评估</td><td colspan="2">健康教育</td><td rowspan="2">合计</td></tr>
<tr><td>资料准备</td><td>工具准备</td><td>环境准备</td><td>信息采集</td><td>信息管理</td><td>日常生活活动能力评估</td><td>认知能力和精神状态评估</td><td>感知觉与沟通评估</td><td>社会参与能力评估</td><td>能力等级分析和评定</td><td>评估报告撰写</td><td>家庭环境评估</td><td>社区环境评定</td><td>照护服务需求</td><td>社会参与服务需求</td><td>健康宣教</td><td>风险教育</td></tr>
<tr><td rowspan="4">高级</td><td>选考方式</td><td colspan="3">任选一项</td><td colspan="2">任选一项</td><td colspan="4">必考</td><td colspan="2">任选一项</td><td colspan="2">任选一项</td><td colspan="2">任选一项</td><td colspan="2">任选一项</td><td>7</td></tr>
<tr><td>鉴定比重%</td><td colspan="3">10</td><td colspan="2">15</td><td colspan="4">30</td><td colspan="2">15</td><td colspan="2">10</td><td colspan="2">10</td><td colspan="2">10</td><td>100</td></tr>
<tr><td>考试时间（min）</td><td colspan="3">10</td><td colspan="2">15</td><td colspan="4">20</td><td colspan="2">15</td><td colspan="2">10</td><td colspan="2">10</td><td colspan="2">10</td><td>90</td></tr>
<tr><td>考核形式</td><td colspan="3">视频+笔试</td><td colspan="2">视频+笔试</td><td colspan="4">视频+笔试</td><td colspan="2">视频+笔试</td><td colspan="2">视频+笔试</td><td colspan="2">视频+笔试</td><td colspan="2">视频+笔试</td><td></td></tr>
</table>

二、操作技能考核鉴定要素细目表

操作技能考试鉴定要素细目表见表 4-2。

表 4-2　操作技能考试鉴定要素细目表

<table>
<tr><th colspan="4">鉴定范围一级</th><th colspan="4">鉴定点</th><th colspan="2">试题</th></tr>
<tr><th>代码重要程度比例</th><th>名称</th><th>鉴定比重</th><th>选考方式</th><th>代码</th><th>名称</th><th>重要程度</th><th>试题量</th><th>代码</th><th>名称</th></tr>
<tr><td rowspan="8">A（3∶0∶0）</td><td rowspan="8">评估准备</td><td rowspan="8">10%</td><td rowspan="8">任选一项</td><td rowspan="3">001</td><td rowspan="3">资料准备</td><td rowspan="3">X</td><td rowspan="3">3</td><td>001</td><td>1.1.1　能依据评估规范要求核对被评估人身份、地址、家属或照护人等基本信息
1.1.2　能收集被评估人预约评估、过往评估或复评（核）有关信息</td></tr>
<tr><td>002</td><td>1.1.1　能依据评估规范要求核对被评估人身份、地址、家属或照护人等基本信息
1.1.3　能根据评估需要选择相应的评估量表、评估系统、特殊事项记录单（表）和评估报表</td></tr>
<tr><td>003</td><td>1.1.2　能收集被评估人预约评估、过往评估或复评（核）有关信息
1.1.3　能根据评估需要选择相应的评估量表、评估系统、特殊事项记录单（表）和评估报表</td></tr>
<tr><td rowspan="4">002</td><td rowspan="4">工具准备</td><td rowspan="4">X</td><td rowspan="4">4</td><td>001</td><td>1.2.1　能核对确认评估工具、备用物品的类别、项目、数量以及替代物性能、安全性能等符合评估规范要求
1.2.2　能依据评估规范要求配备身体基础检测设备</td></tr>
<tr><td>002</td><td>1.2.3　能根据评估需要调试老年人能力评估信息化系统
1.2.4　能根据评估现场情况调整选用替代性工具</td></tr>
<tr><td>003</td><td>1.2.1　能核对确认评估工具、备用物品的类别、项目、数量以及替代物性能、安全性能等符合评估规范要求
1.2.3　能根据评估需要调试老年人能力评估信息化系统</td></tr>
<tr><td>004</td><td>1.2.1　能核对确认评估工具、备用物品的类别、项目、数量以及替代物性能、安全性能等符合评估规范要求
1.2.4　能根据评估现场情况调整选用替代性工具</td></tr>
<tr><td>003</td><td>环墙准备</td><td>X</td><td>1</td><td>001</td><td>1.3.1　能根据评估需要协调被评估人家庭、所在社区、养老机构等提供符合规范要求的评估环境条件
1.3.2　能依据评估规范要整理、布置评估环境，配备评估所需工具和用品，调试现场设备设施</td></tr>
</table>

续表

鉴定范围一级				鉴定点				试题	
代码重要程度比例	名称	鉴定比重	选考方式	代码	名称	重要程度	试题量	代码	名称
B (2:0:0)	信息采集与管理	15%	任选一项	001	信息采集	X	5	001	2.1.1 能全面采集老年人姓名、年龄、性别、民族,籍贯、文化程度、职业经历、婚姻状况、宗教信仰等基本信息 2.1.2 能采集老年人身高、体重、血压等生命体征和一般状况数据 2.1.3 能采集老年人居住状况、居家适老环境、医疗费用支付方式、经济来源等环境和条件信息
								002	2.1.1 能全面采集老年人姓名、年龄、性别、民族,籍贯、文化程度、职业经历、婚姻状况、宗教信仰等基本信息 2.1.2 能采集老年人身高、体重、血压等生命体征和一般状况数据 2.1.4 能采集老年人疾病诊断记录信息
								003	2.1.1. 能全面采集老年人姓名、年龄、性别、民族、籍贯、文化程度、职业经历、婚姻状况、宗教信仰等基本信息 2.1.4 能采集老年人疾病诊断记录信息 2.1.5 能采集老年人近 30 天内出现的跌倒、走失、噎食、自杀、误吸、中毒、中暑、烫伤、冻伤等意外事件信息
								004	2.1.2 能采集老年人身高、体重、血压等生命体征和一般状况数据 2.1.4 能采集老年人疾病诊断记录信息 2.1.5 能采集老年人近 30 天内出现的跌倒、走失、噎食、自杀、误吸、中毒、中暑、烫伤、冻伤等意外事件信息
								005	2.1.3 能采集老年人居住状况、居家适老环境、医疗费用支付方式、经济来源等环境和条件信息 2.1.4 能采集老年人疾病诊断记录信息 2.1.5 能采集老年人近 30 天内出现的跌倒、走失、噎食、自杀、误吸、中毒、中暑、烫伤、冻伤等意外事件信息
				002	信息管理	X	3	001	2.2.1 能准确填写评估基本信息表、被评估人基本信息表、信息提供者及联系人信息表等相关表单 2.2.2 能使用老年人能力评估信息化系统记录、存储、检索、更新信息和数据
								002	2.2.1 能准确填写评估基本信息表、被评估人基本信息表、信息提供者及联系人信息表等相关表单 2.2.3 能建立老年人基本信息档案
								003	2.2.2 能使用老年人能力评估信息化系统记录、存储、检索、更新信息和数据 2.2.3 能建立老年人基本信息档案

续表

鉴定范围一级				鉴定点				试题	
代码重要程度比例	名称	鉴定比重	选考方式	代码	名称	重要程度	试题量	代码	名称
C（4:0:0）	评估能力	30%	必考	001	日常生活活动能力评估	X	1	001	3.1.1　能评定老年人进食、洗澡、修饰、穿衣等能力 3.1.2　能评定老年人如厕、大（小）便控制等能力 3.1.3　能评定老年人床椅转移、平地行走、上下楼梯等能力 3.1.4　能依据评估指标准确计算评定结果得分，分析、确定评估对象的日常生活活动能力分级
				002	认知能力和精神状态评估				3.2.1　能运用简明认知评估量表评定老年人认知能力 3.2.2　能评定老年人攻击倾向和攻击性风险 3.2.3　能运用老年抑郁评估量表评定老年人抑郁症状 3.2.4　能评估老年人妄想、恐惧、焦虑、抑郁及负性情绪和精神状态能力 3.2.5　能依据评估指标准确计算评定结果得分，分析、确定评估对象认知能力和精神状态分级
				003	感知觉与沟通评估				3.3.1　能辨识老年人神志清醒程度，评定老年人意识水平 3.3.2　能运用视力测量方法和工具评定老年人视力状况 3.3.3　能运用简易量表或器具评定老年人感知声音信息能力 3.3.4　能通过问卷、交谈、肢体语言交互等方法评定老年人沟通交流能力 3.3.5　能依据评估指标准确计算评定结果得分，分析、确定评估对象的感知觉与沟通交流能力分级
				004	社会参与能力评估				3.4.1　能通过分析老年人生活自理状况评定老年人生活能力 3.4.2　能通过分析老年人对熟练工作或技能的保留程度评定老年人工作能力 3.4.3　能通过测试老年人时间观念和地址名称、方位的掌握程度评定老年人时间和空间定向能力 3.4.4　能通过分析老年人对家庭成员和周围人的辨识程度评定老年人人物定向能力 3.4.5　能通过分析老年人人际感受和适应社会环境的程度评定老年人社会交往能力 3.4.6　能依据评估指标准确计算评定结果得分，分析、确定评估对象的社会参与能力分级

续表

<table>
<tr><th colspan="4">鉴定范围一级</th><th colspan="4">鉴定点</th><th colspan="2">试题</th></tr>
<tr><th>代码重要程度比例</th><th>名称</th><th>鉴定比重</th><th>选考方式</th><th>代码</th><th>名称</th><th>重要程度</th><th>试题量</th><th>代码</th><th>名称</th></tr>
<tr><td rowspan="5">D
(2∶0∶0)</td><td rowspan="5">等级评定</td><td rowspan="5">15%</td><td rowspan="5">任选一项</td><td rowspan="3">001</td><td rowspan="3">能力等级分析和评定</td><td rowspan="3">X</td><td rowspan="3">3</td><td>001</td><td>4.1.1 能统计、分析评估对象各项能力评估得分和能力分级数据</td></tr>
<tr><td>002</td><td>4.1.2 能依据老年人能力等级标准评定评估对象能力等级</td></tr>
<tr><td>003</td><td>4.1.3 能依据老年人能力评估特殊事项、变更条款等,对应调整评估对象能力等级</td></tr>
<tr><td rowspan="2">002</td><td rowspan="2">评估报告撰写</td><td rowspan="2">X</td><td rowspan="2">2</td><td>001</td><td>4.2.1 能全面规范填写“老年人能力评估报告”各项规定内容,核对评估人员、信息提供者签名及评估日期</td></tr>
<tr><td>002</td><td>4.2.2 能客观全面陈述评估过程和结果,提供符合复 核要求的全套评估文件资料</td></tr>
</table>

续表

<table>
<tr><th colspan="4">鉴定范围一级</th><th colspan="4">鉴定点</th><th colspan="2">试题</th></tr>
<tr><th>代码重要程度比例</th><th>名称</th><th>鉴定比重</th><th>选考方式</th><th>代码</th><th>名称</th><th>重要程度</th><th>试题量</th><th>代码</th><th>名称</th></tr>
<tr><td rowspan="8">E（2:0:0）</td><td rowspan="8">环境评估</td><td rowspan="8">10%</td><td rowspan="8">任选一项</td><td rowspan="4">001</td><td rowspan="4">家庭环境评估</td><td rowspan="4">X</td><td rowspan="4">4</td><td>001</td><td>5.1.1 能采集老年人家庭成员基本情况信息
5.1.2 能分析老年人家庭类型和结构
5.1.3 能分析老年人家庭成员之间关系状况</td></tr>
<tr><td>002</td><td>5.1.2 能分析老年人家庭类型和结构
5.1.3 能分析老年人家庭成员之间关系状况
5.1.4 能评估老年人在家庭中的主要角色和作用</td></tr>
<tr><td>003</td><td>5.1.3 能分析老年人家庭成员之间关系状况
5.1.4 能评估老年人在家庭中的主要角色和作用
5.1.5 能评估家庭成员对老年人生活和健康状况的认识程度</td></tr>
<tr><td>004</td><td>5.1.4 能评估老年人在家庭中的主要角色和作用
5.1.5 能评估家庭成员对老年人生活和健康状况的认识程度
5.1.6 能评估老年人家庭支持状况</td></tr>
<tr><td rowspan="4">002</td><td rowspan="4">社区环境评估</td><td rowspan="4">X</td><td rowspan="4">4</td><td>001</td><td>5.2.1 能评估老年人生活社区配套设施完备度
5.2.2 能评估老年人生活社区医疗保健服务状况与老年人服务需求的匹配程度</td></tr>
<tr><td>002</td><td>5.2.3 能评估老年人社区活动中存在的风险和安全隐患
5.2.4 能评估老年人生活社区中家庭照护和家政服务状况与老年人服务需求的匹配程度</td></tr>
<tr><td>003</td><td>5.2.1 能评估老年人生活社区配套设施完备度
5.2.4 能评估老年人生活社区中家庭照护和家政服务状况与老年人服务需求的匹配程度</td></tr>
<tr><td>004</td><td>5.2.2 能评估老年人生活社区医疗保健服务状况与老年人服务需求的匹配程度
5.2.3 能评估老年人社区活动中存在的风险和安全隐患</td></tr>
</table>

续表

鉴定范围一级				鉴定点				试题	
代码重要程度比例	名称	鉴定比重	选考方式	代码	名称	重要程度	试题量	代码	名称
F(2:0:0)	需求评估	10%	任选一项	001	照护服务需求	X	4	001	6.1.1　能评估失能、失智老年人基本生活服务需求
								002	6.1.2　能评估老年人维护功能和促进能力康复的照护需求
								003	6.1.3　能评估老年人对生活和康复辅具的需求
								004	6.1.4　能评估失能、失智老年人对安全防护的需求
				002	社会参与服务需求	X	2	001	6.2.1　能评估老年人对经济、文化、娱乐、学习、健身等社交活动服务的需求
								002	6.2.2　能评估老年人对生产性社会参与服务的需求
G(2:0:0)	健康教育	10%	任选一项	001	健康宣教	X	2	001	7.1.1　能利用家庭、社区、社会资源对公众普及老年人能力维护与改善方面的健康教育
								002	7.1.2　能对老年人作息、饮食、卫生等生活习惯进行健康引导教育
				002	风险教育	X	2	001	7.2.1　能对老年人及其照护者进行老年人能力受损风险预防性教育
								002	7.2.2　能对老年人及其照护者进行安全风险防范指导

第三节　老年人能力评估师技能操作鉴定考核样题

试题 1　鉴别与核实被评估人及家属信息的原则是什么？有哪些方式和方法？

1. 考核要求

（1）职业功能：评估准备。

（2）工作内容：1.1 资料准备。

（3）技能要求：1.1.1 能依据评估规范要求核对被评估人身份、地址、家属或照护人等基本信息。

试题一

（4）本题配分：10 分（100 分 × 鉴定比重 10%）。

（5）考核形式：笔试。

（6）考核时间：10 分钟。

（7）考核要求：在规定时间内完成笔试答题。

2. 考试样题

技能考核须知　本题分值：10 分　考核时间：10 分钟　考核形式：笔试

考核内容及要求。

考核案例：评估员 2 位，按照约定到张奶奶的家中为其做老年人能力评估，两位评估员与老年人及其家属沟通，确认可正常进行评估，评估员核对老年人基本信息。

考核内容：根据张奶奶目前情况，鉴别与核实被评估人及其家属信息的原则是什么？有哪些方式和方法？根据情况写出本项的内容。

答案：

1. 鉴别与核实老年人的信息要保证准确性和全面性的原则。

（1）准确性的原则。鉴别与核实老年人的信息时，要遵循准确性的原则，保证所有的信息准确可靠。

（2）全面性的原则。在进行老年人信息鉴别与核实时，要确保老年人的信息足够全面，保障评估顺利进行。

2. 鉴别与核实老年人信息的方式方法有三点。

(1)查看和留存相关证件及复印件,确认老年人身份时,需要对方提供身份证、社保卡等相关身份资料。

(2)核对老年人证件信息。老年人的地址需要与身份证上的地址相一致,如不一致,须与本人及其家属或照护人员电话联系进行核对确认。

(3)核对老年人联系人相关信息。核对老年人家属或照护人员的相关信息时,需要其提供关系证明材料。

考核要求:(1)严格执行操作规程;(2)正确完成该题的笔答。

工具及其他准备:考场提供。

否定项说明:若考生发生下列情况之一,应及时终止考试,考生该试题成绩记0分。

(1)在操作过程中作弊;(2)违反操作规程;(3)损坏设备、工具及仪表;(4)破坏考场秩序并不听从劝阻。

3. 评分记录表

试题名称	鉴别与核实被评估人及家属信息的原则是什么?有哪些方式和方法?	权重(10%)	配分(10)	得分
评分细则	准确性的原则。鉴别与核实老年人的信息时,要遵循准确性的原则,保证所有的信息准确可靠。	2%	2	
	全面性的原则。在进行老年人信息鉴别与核实时,要确保老年人的信息足够全面,保障评估顺利进行。	2%	2	
	查看和留存相关证件及复印件,确认老年人身份时,需要对方提供身份证、社保卡等相关身份资料。	2%	2	
评分细则	核对老年人证件信息,老年人的地址需要与身份证上的地址相一致,如不一致,须与本人及其家属或照护人员电话联系进行核对确认。	2%	2	
	核对老年人联系人相关信息。核对老年人家属或照护人员的相关信息时,需要其提供关系证明材料。	2%	2	
违规扣分	每次扣5分,直至扣完为止。	违规扣分		
否定项原因		本项总计得分		

试题 2　根据李爷爷目前情况,需要采集的身份信息主要包括哪些？采集老年人近 30 天内出现的意外事件包括哪些?

1. 考核要求

(1)职业功能:信息采集与管理。

(2)工作内容:2.1 信息采集。

(3)技能要求:

试题二

2.1.1 能全面采集老年人姓名、年龄、性别、民族,籍贯、文化程度、职业经历、婚姻状况、宗教信仰等基本信息。

2.1.5 能采集老年人近 30 天内出现的跌倒、走失、噎食、自杀、误吸、中毒、中暑、烫伤、冻伤等意外事件信息。

(4)本题配分:15 分(100 分×鉴定比重 15%)。

(5)考核形式:笔试。

(6)考核时间:15 分钟。

(7)考核要求:在规定时间内完成笔试答题。

2. 考试样题

技能考核须知　本题分值:15 分　考核时间:15 分钟　考核形式:笔试

考核内容及要求。

考核案例:评估员 2 位,按照约定到李爷爷的家中为其做老年人能力评估,两位评估员与老年人及其家属沟通,确认可正常进行评估,评估员核对老年人基本信息。

考核内容:根据李爷爷目前情况,需要采集的身份信息主要包括那些？采集老年人近 30 天内出现的意外事件包括哪些?

答案:

(1)在对老年人能力评估信息采集中,需要采集的身份信息有姓名、性别、年龄、民族,籍贯、文化程度、职业经历、婚姻状况、宗教信仰等基本信息。

(2)老年人近 30 天内出现的意外事件包括跌倒、走失、噎食、自杀、误吸、中毒、中暑、烫伤、冻伤等。

考核要求:(1)严格执行操作规程;(2)正确完成该题的笔答。

工具及其他准备:考场提供。

否定项说明:若考生发生下列情况之一,应及时终止考试,考生该试题成绩

记 0 分。

(1)在操作过程中作弊;(2)违反操作规程;(3)损坏设备、工具及仪表;(4)破坏考场秩序并不听从劝阻。

3. 评分记录表

试题名称	根据李爷爷目前情况,需要采集的身份信息主要包括哪些?采集老年人近 30 天内出现的意外事件包括哪些?	权重(15%)	配分(15)	得分
评分细则	姓名、性别、年龄	1%	1	
	民族,籍贯、文化程度	2%	2	
	职业经历、婚姻状况、宗教信仰	3%	3	
	跌倒、走失、噎食	3%	3	
	自杀、误吸、中毒	3%	3	
	中暑、烫伤、冻伤	3%	3	
违规扣分	每次扣 5 分,直至扣完为止。	违规扣分		
否定项原因		本项总计得分		

试题 3　观看视频,填写王爷爷能力评估表、基础运动能力评估表、精神状态评估表、感知觉与社会参与评估表中的相关内容。

1. 考核要求

试题三

(1)职业功能:能力评估。

(2)工作内容。

3.1 日常生活活动能力评估。

3.2 认知能力和精神状态评估。

3.3 感知觉与沟通评估。

3.4 社会参与能力评估。

(3)技能要求。

3.1.1 能评定老年人进食、洗澡、修饰、穿衣等能力。

3.1.2 能评定老年人如厕、大(小)便控制等能力。

3.1.3 能评定老年人床椅转移、平地行走、上下楼梯等能力。

3.1.4 能依据评估指标准确计算评定结果得分，分析、确定评估对象的日常生活活动能力分级。

3.2.1 能运用简明认知评估量表评定老年人认知能力。

3.2.2 能评定老年人攻击倾向和攻击性风险。

3.2.3 能运用老年抑郁评估量表评定老年人抑郁症状。

3.2.4 能评估老年人妄想、恐惧、焦虑、抑郁及负性情绪和精神状态能力。

3.2.5 能依据评估指标准确计算评定结果得分，分析、确定评估对象的认知能力和精神状态分级。

3.3.1 能辨识老年人神志清醒程度，评定老年人意识水平。

3.3.2 能运用视力测量方法和工具评定老年人视力状况。

3.3.3 能运用简易量表或器具评定老年人感知声音信息能力。

3.3.4 能通过问卷、交谈、肢体语言交互等方法评定老年人沟通交流能力。

3.3.5 能依据评估指标准确计算评定结果得分，分析、确定评估对象的感知觉与沟通交流能力分级。

3.4.1 能通过分析老年人生活自理状况评定老年人生活能力。

3.4.2 能通过分析老年人对熟练工作或技能的保留程度评定老年人工作能力。

3.4.3 能通过测试老年人时间观念和地址名称、方位的掌握程度评定老年人时间和空间定向能力。

3.4.4 能通过分析老年人家庭成员和周围人的辨识程变评定老年人人物定向能力。

3.4.5 能通过分析老年人人际感受和适应社会环境的程度评定老年人社会交往能力。

3.4.6 能依据评估指标准确计算评定结果得分，分析、确定评估对象的社会参与能力分级。

（4）本题配分：30 分（100 分 × 鉴定比重 30%）。

（5）考核形式：视频+笔试。

（6）考核时间：20 分钟。

（7）考核要求：在规定时间内，参考所提供的视频文件，完成笔试答题。

2. 考试样题

观看视频,填写王爷爷老年人能力评估表、基础运动能力评估表、精神状态评估表、感知觉与社会参与评估表中的相关内容。

技能考核须知　本题分值: 30 分　考核时间: 20 分钟　考核形式:视频+笔试

考核内容及要求。

考核案例:评估员 2 位,按照约定到王爷爷的家中为其做老年人能力评估, 2 位评估员与老年人及其家属沟通,确认可正常进行评估,评估员核对老年人基本信息,详见视频。

考核内容:根据王爷爷目前情况,填写老年人能力评估表、基础运动能力评估表、精神状态评估表、感知觉与社会参与评估表中的相关内容。

表 B.1　老年人能力评估表

B.1.1　进食:使用适当的器具将食物送入口中并咽下	
□分	4 分:独立使用器具将食物送进口中并咽下,没有呛咳
	3 分:在他人指导或提示下完成,或独立使用辅具,没有呛咳
	2 分:进食中需要少量接触式协助,偶尔(每月一次及以上)呛咳
	1 分:在进食中需要大量接触式协助,经常(每周一次及以上)呛咳
	0 分:完全依赖他人协助进食,或吞咽困难,或留置营养管
B.1.2　修饰:指洗脸、刷牙、梳头、刮脸、剪指(趾)甲等	
□分	4 分:独立完成,不需要协助
	3 分:在他人指导或提示下完成
	2 分:需要他人协助,但以自身完成为主
	1 分:主要依靠他人协助,自身能给予配合
	0 分:完全依赖他人协助,且不能给予配合
B.1.3　洗澡:清洗和擦干身体	
□分	4 分:独立完成,不需要协助
	3 分:在他人指导或提示下完成
	2 分:需要他人协助,但以自身完成为主
	1 分:主要依靠他人协助,自身能给予配合
	0 分:完全依赖他人协助,且不能给予配合

续表

<table>
<tr><td colspan="2">B.1.4　穿脱上衣：指穿脱上身衣服、系扣、拉拉链等</td></tr>
<tr><td rowspan="5">2 分</td><td>4 分：独立完成，不需要他人协助</td></tr>
<tr><td>3 分：在他人指导或提示下完成</td></tr>
<tr><td>2 分：需要他人协助，但以自身完成为主</td></tr>
<tr><td>1 分：主要依靠他人协助，自身能给予配合</td></tr>
<tr><td>0 分：完全依赖他人协助，且不能给予配合</td></tr>
<tr><td colspan="2">B.1.5　穿脱裤子和鞋袜：指穿脱裤子、鞋袜等</td></tr>
<tr><td rowspan="5">□分</td><td>4 分：独立完成，不需要他人协助</td></tr>
<tr><td>3 分：在他人指导或提示下完成</td></tr>
<tr><td>2 分：需要他人协助，但以自身完成为主</td></tr>
<tr><td>1 分：主要依靠他人协助，自身能给予配合</td></tr>
<tr><td>0 分：完全依赖他人协助，且不能给予配合</td></tr>
<tr><td colspan="2">B.1.6　小便控制：控制和排出尿液的能力</td></tr>
<tr><td rowspan="5">3 分</td><td>4 分：可自行控制排尿，排尿次数、排尿控制均正常</td></tr>
<tr><td>3 分：白天可自行控制排尿次数，夜间排尿次数增多、排尿控制较差，或自行使用尿布、尿垫等辅助用物</td></tr>
<tr><td>2 分：白天大部分时间可自行控制排尿，偶出现（每天<1 次，但每周>1 次）尿失禁，夜间控制排尿较差，或他人少量协助使用尿布、尿垫等辅助用物</td></tr>
<tr><td>1 分：白天大部分时间不能控制排尿（每天≥1 次，但尚非完全失控），夜间出现尿失禁，或他人大量协助使用尿布、尿垫等辅助用物</td></tr>
<tr><td>0 分：小便失禁，完全不能控制排尿，或留置导尿管</td></tr>
<tr><td colspan="2">B.1.7　大便控制：控制和排出粪便的能力</td></tr>
<tr><td rowspan="5">2 分</td><td>4 分：可正常自行控制大便排出</td></tr>
<tr><td>3 分：有时出现（每周<1 次）便秘或大便失禁，或自行使用开塞露、尿垫等辅助用物</td></tr>
<tr><td>2 分：经常出现（每天<1 次，但每周>1 次）便秘或大便失禁，或他人少量协助使用开塞露、尿垫等辅助用物</td></tr>
<tr><td>1 分：大部分时间均出现（每天≥1 次）便秘或大便失禁，但尚非完全失控，或他人大量协助使用开塞露、尿垫等辅助用物</td></tr>
<tr><td>0 分：严重便秘或者完全大便失禁，需要依赖他人协助排便或清洁皮肤</td></tr>
</table>

续表

B.1.8 如厕:上厕所排泄大小便,并清洁身体 注:评估中强调排泄前解开裤子、完成排泄后清洁身体、穿上裤子	
□分	4 分:独立完成,不需要他人协助
	3 分:在他人指导或提示下完成
	2 分:需要他人协助,但以自身完成为主
	1 分:主要依靠他人协助,自身能给予配合
	0 分:完全依赖他人协助,且不能给予配合
总计得分:________	

表 B.2 基础运动能力评估表

B.2.1 床上体位转移:卧床翻身及坐起躺下	
□分	4 分:独立完成,不需要他人协助
	3 分:在他人指导或提示下完成
	2 分:需要他人协助,但以自身完成为主
	1 分:主要依靠他人协助,自身能给予配合
	0 分:完全依赖他人协助,且不能给予配合
B.2.2 床椅转移:从坐位到站位,再从站位到坐位的转换过程	
2 分	4 分:独立完成,不需要他人协助
	3 分:在他人指导或提示下完成
	2 分:需要他人协助,但以自身完成为主
	1 分:主要依靠他人协助,自身能给予配合
	0 分:完全依赖他人协助,且不能给予配合
B.2.3 平地行走:双脚交互的方式在地面行动,总是一只脚在前 注:包括他人辅助和使用辅具的步行	
□分	4 分:独立平地步行 50 m 左右,不需要协助,无摔倒风险
	3 分:能平地步行 50 m 左右,存在摔倒风险,需要他人监护或指导,或使用拐杖、助行器等辅助工具
	2 分:在步行时需要他人少量扶持协助
	1 分:在步行时需要他人大量扶持协助
	0 分:完全不能步行

续表

B.2.4　上下楼梯：双脚交替完成楼梯台阶连续的上下移动	
2 分	3 分：可独立上下楼梯（连续上下 10~15 个台阶），不需要协助
	2 分：在他人指导或提示下完成
	1 分：需要他人协助，但以自身完成为主
	0 分：主要依靠他人协助，自身能给予配合；或者完全依赖他人协助，且不能给予配合
总计得分：________	

表 B.3　精神状态评估表

B.3.1　时间定向：知道并确认时间的能力	
3 分	4 分：时间观念（年、月）清楚，日期（或星期几）可相差一天
	3 分：时间观念有些下降，年、月、日（或星期几）不能全部分清（相差两天或以上）
	2 分：时间观念较差，年、月、日不清楚，可知上半年或下半年或季节
	1 分：时间观念很差，年、月、日不清楚，可知上午、下午或白天、夜间
	0 分：无时间观念
B.3.2　空间定向：知道并确认空间的能力	
□分	4 分：能在日常生活范围内单独外出，如在日常居住小区内独自外出购物等
	3 分：不能单独外出，但能准确知道自己日常生活所在地的地址信息
	2 分：不能单独外出，但知道较多有关自己日常生活的地址信息
	1 分：不能单独外出，但知道较少自己居住或生活所在地的地址信息
	0 分：不能单独外出，无空间观念
B.3.3　人物定向：知道并确认人物的能力	
3 分	4 分：认识长期共同一起生活的人，能称呼并知道关系
	3 分：能认识大部分共同生活居住的人，能称呼或知道关系
	2 分：能认识部分日常同住的亲人或照护者等，能称呼或知道关系等
	1 分：只认识自己或极少数日常同住的亲人或照护者等
	0 分：不认识任何人（包括自己）

续表

B.3.4　记忆:短时、近期和远期记忆能力	
□分	4分:总是能保持与社会、年龄所适应的记忆能力,能完整回忆
	3分:出现轻度的记忆紊乱或回忆不能(不能回忆即时信息,3个词语经过5分钟后仅能回忆0~1个)
	2分:出现中度的记忆紊乱或回忆不能(不能回忆近期记忆,不记得上一顿饭吃了什么)
	1分:出现重度的记忆紊乱或回忆不能(不能回忆远期记忆,不记得自己老朋友)
	0分:记忆完全紊乱或者完全不能对既往事物进行正确的回忆
B.3.5　理解能力:理解语言信息和非语言信息的能力(可借助平时使用助听设备等),即理解别人的话	
2分	4分:能正常理解他人的话
	3分:能理解他人的话,但需要增加时间
	2分:理解有困难,需频繁重复或简化口头表达
	1分:理解有严重困难,需要大量他人帮助
	0分:完全不能理解他人的话
B.3.6　表达能力:表达信息能力,包括口头的和非口头的,即表达自己的想法	
□分	4分:能正常表达自己的想法
	3分:能表达自己的需要,但需要增加时间
	2分:表达需要有困难,需频繁重复或简化口头表达
	1分:表达有严重困难,需要大量他人帮助
	0分:完全不能表达需要
B.3.7　攻击行为:身体攻击行为(如打、踢、推、咬、抓、摔东西)和语言攻击行为(如骂人、语言威胁、尖叫)。 注:指长期的行为状态	
□分	1分:未出现
	0分:近一个月内出现过攻击行为
B.3.8　抑郁症状:存在情绪低落、兴趣减退、活力减退等症状,甚至出现妄想、幻觉、自杀念头或自杀行为。 注:指长期的负性情绪	
1分	1分:未出现
	0分:近一个月内出现过负性情绪

续表

<table>
<tr><td colspan="2">B.3.9　意识水平：机体对自身和周围环境的刺激做出应答反应的能力程度，包括清醒和持续的觉醒状态。
注：处于昏迷状态者，直接评定为重度失能</td></tr>
<tr><td rowspan="3">□分</td><td>2 分：神志清醒，对周围环境能做出正确反应</td></tr>
<tr><td>1 分：嗜睡，表现为睡眠状态过度延长。当呼唤或推动老年人的肢体时可唤醒，并能进行正确的交谈或执行指令，停止刺激后又继续入睡；意识模糊，注意力涣散，对外界刺激不能清晰认识，空间和时间定向力障碍，理解迟钝，记忆模糊和不连贯</td></tr>
<tr><td>0 分：昏睡，一般的外界刺激不能使其觉醒，给予较强烈的刺激时可有短时的意识清醒，醒后可简短回答提问，当刺激减弱后又很快进入睡眠状态。或者昏迷：意识丧失，随意运动丧失，对一般刺激全无反应</td></tr>
<tr><td colspan="2">总计得分：________</td></tr>
</table>

表 B.4　感知觉与社会参与评估表

<table>
<tr><td colspan="2">B.4.1　视力：感受存在的光线并感受物体的大小、形状的能力。在个体的最好矫正视力下进行评估</td></tr>
<tr><td rowspan="3">□分</td><td>2 分：视力正常</td></tr>
<tr><td>1 分：能看清楚大字体，但看不清书报上的标准字体；视力有限，看不清报纸大标题，但能辨认物体</td></tr>
<tr><td>0 分：只能看到光、颜色和形状；完全失明</td></tr>
<tr><td colspan="2">B.4.2　听力：能辨别声音的方位、音调、音量和音质的有关能力（可借助平时使用助听设备等）</td></tr>
<tr><td rowspan="3">1 分</td><td>2 分：听力正常</td></tr>
<tr><td>1 分：在轻声说话或说话距离超过 2 米时听不清；正常交流有些困难，需在安静的环境或大声说话才能听到</td></tr>
<tr><td>0 分：讲话者大声说话或说话很慢，才能部分听见；完全失聪</td></tr>
<tr><td colspan="2">B.4.3　执行日常事务：计划、安排并完成日常事务，包括但不限于洗衣服、小金额购物、服药管理</td></tr>
<tr><td rowspan="5">□分</td><td>4 分：能完全独立计划、安排和完成日常事务，无需协助</td></tr>
<tr><td>3 分：在计划、安排和完成日常事务时需要他人监护或指导</td></tr>
<tr><td>2 分：在计划、安排和完成日常事务时需要少量协助</td></tr>
<tr><td>1 分：在计划、安排和完成日常事务时需要大量协助</td></tr>
<tr><td>0 分：完全依赖他人进行日常事务</td></tr>
</table>

续表

B.4.4　使用交通工具外出	
1 分	3 分：能自己骑车或搭乘公共交通工具外出
	2 分：能自己搭乘出租车，但不会搭乘其他公共交通工具外出
	1 分：当有人协助或陪伴时，可搭乘公共交通工具外出
	0 分：只能在他人协助下搭乘出租车或私家车外出；完全不能出门，或者外出完全需要协助
B.4.5　社会交往能力	
2 分	4 分：参与社会，在社会环境有一定的适应能力，待人接物恰当
	3 分：能适应单纯环境，主动接触他人，初见面时难让人发现智力问题，不能理解隐喻语
	2 分：脱离社会，可被动接触，不会主动待他人，谈话中很多不适词句，容易上当受骗
	1 分：勉强可与他人接触，谈吐内容不清楚，表情不恰当
	0 分：不能与人交往
总计得分：________	

根据表 B.1~表 B.4 的评估得分情况，计算老年人能力总得分，填写表 B.5。

表 B.5　老年人能力总得分

老年人能力总得分：________

表 4-3　老年人能力等级划分

能力等级	等级名称	得分
0	能力完好	总分 90 分
1	能力轻度受损（轻度失能）	总分 66~89 分
2	能力中度受损（中度失能）	总分 46~65 分
3	能力重度受损（重度失能）	总分 30~45 分
4	能力完全丧失（完全失能）	总分 0~29 分
说明 1：处于昏迷状态者，直接评定为能力完全丧失（完全失能）。若意识状态改变，应重新进行评估。 说明 2：有以下情况之一者，在原有能力级别上应提高一个级别：①确诊为痴呆；②精神科专科医生诊断的其他精神和行为障碍疾病；③近 30 天内发生过 2 次及以上照护风险事件（如跌倒、噎食、自杀、自伤、走失等）。		

考核要求:(1)严格执行操作规程;(2)按步骤观看视频,正确完成该题的笔答。

工具及其他准备:考场提供。

否定项说明:若考生发生下列情况之一,应及时终止考试,考生该试题成绩记0分。

(1)在操作过程中作弊;(2)违反操作规程;(3)损坏设备、工具及仪表;(4)破坏考场秩序并不听从劝阻。

3. 评分记录表

试题名称	观看视频,填写王爷爷能力评估表、基础运动能力评估表、精神状态评估表、感知觉与社会参与评估表中的相关内容。	权重(30%)	配分(30)	得分
评分细则	B.1.1　2分:进食中需要少量接触式协助,偶尔(每月一次及以上)呛咳	2%	2	
	B.1.2　2分:需要他人协助,但以自身完成为主	2%	2	
	B.1.3　2分:需要他人协助,但以自身完成为主	2%	2	
	B.1.5　3分:在他人指导或提示下完成	2%	2	
	B.1.8　2分:需要他人协助,但以自身完成为主	2%	2	
评分细则	B.2.1　2分:需要他人协助,但以自身完成为主	2%	2	
	B.2.3　1分:在步行时需要他人大量扶持协助	2%	2	
	B.3.2　3分:不能单独外出,但能准确知道自己日常生活所在地的地址信息	2%	2	
	B.3.4　2分:出现中度的记忆紊乱或回忆不能(不能回忆近期记忆,不记得上一顿饭吃了什么)	2%	2	
	B.3.6　3分:能表达自己的需要,但需要增加时间	2%	2	
	B.3.7　1分:未出现	2%	2	

续表

评分细则	B.3.9　2分:神志清醒,对周围环境能做出正确反应	2%	2	
	B.4.1　1分:能看清楚大字体,但看不清书报上的标准字体;视力有限,看不清报纸大标题,但能辨认物体	2%	2	
	B.4.3　2分:在计划、安排和完成日常事务时需要少量协助	2%	2	
	表1总计得分:18分	1%	1	
	表2总计得分:7分			
	表3总计得分:20分			
	表4总计得分:7分			
	老年人能力总得分:52分	1%	1	
违规扣分	每次扣5分,直至扣完为止。	违规扣分		
否定项原因		本项总计得分		

试题4　结合案例评估情况,撰写评估报告,并指出在该案例中你还需获取哪些信息?

1. 考核要求

(1)职业功能:等级评定。

(2)工作内容:4.2 评估报告撰写。

(3)技能要求:4.2.1 能全面规范填写"老年人能力评估报告"各项规定内容,核对评估人员、信息提供者签名及评估日期。

试题四

(4)本题配分:15分(100分×鉴定比重15%)。

(5)考核形式:笔试。

(6)考核时间:15分钟。

(7)考核要求:在规定时间内完成笔试答题。

2. 考试样题

技能考核须知　本题分值:15分　考核时间:15分钟　考核形式:笔试

考核内容及要求。

考核案例:评估员2位,按照约定到王奶奶的家中为其做老年人能力评估,两位评估员与老年人及其家属沟通，确认可正常进行评估，评估员核对老年人基本信息。

考核内容：王奶奶，90 岁，独居，既往曾因股骨颈骨折后不能独自行走而卧床，最近由于家人不能照顾特请某养老机构评估员上门进行评估后考虑是否可以入住养老机构。请你结合案例评估情况，书写评估报告，并指出在该案例中你还需获取哪些信息？

<table>
<tr><td rowspan="2">C.1　一级指标分级</td><td>C.1.1：</td><td>C.1.2：</td></tr>
<tr><td>C.1.3：</td><td>C.1.4：</td></tr>
<tr><td>C.2　初步等级得分</td><td colspan="2"></td></tr>
<tr><td>C.3　老年人能力初步等级</td><td colspan="2">0 能力完好
1 能力轻度受损（轻度失能）
2 能力中度受损（中度失能）
3 能力重度受损（重度失能）
4 能力完全丧失（完全失能）</td></tr>
<tr><td>C.4　能力等级变更依据</td><td colspan="2">依据附录 A 中表 A.5 的 A.5.11 “昏迷”、表 A.4 的 A.4.1 “疾病诊断” 和表 A.2 的 A.2.14 “近 30 天内照护风险事件” 确定是否存在以下导致能力等级变更的项目：
1. 处于昏迷状态者，直接评定为能力完全丧失（完全失能）
2. 确诊为痴呆、精神科专科医生诊断的其他精神和行为障碍疾病，在原有能力级别上提高一个等级
3. 近 30 天内发生过 2 次及以上照护风险事件（如跌倒、噎食、自杀、自伤、走失等），在原有能力级别上提高一个等级</td></tr>
<tr><td>C.5　老年人能力最终等级</td><td colspan="2">综合 C.3 “老年人能力初步等级” 和 C.4 “能力等级变更依据” 的结果，判定老年人能力最终等级：
0 能力完好
1 能力轻度受损（轻度失能）
2 能力中度受损（中度失能）
3 能力重度受损（重度失能）
4 能力完全丧失（完全失能）</td></tr>
<tr><td colspan="2">评估地点__________
评估人员签名__________
信息提供者签名__________</td><td>日期____年__月__日
日期____年__月__日</td></tr>
</table>

考核要求:1. 严格执行操作规程;2. 正确完成该题的笔答。

工具及其他准备:考场提供。

否定项说明:若考生发生下列情况之一,应及时终止考试,考生该试题成绩记 0 分。

1. 在操作过程中作弊;2. 违反操作规程;3. 损坏设备、工具及仪表;4. 破坏考场秩序并不听从劝阻。

3. 评分记录表

试题名称	结合案例评估情况,撰写评估报告,并指出在该案例中你还需获取哪些信息?	权重(15%)	配分(15)	得分
评分细则	C.1.1　自理能力得分:18	1.5%	1.5	
	C.1.2　基础运动能力分:7	1.5%	1.5	
	C.1.3　精神状态得分:20	1.5%	1.5	
	C.1.4　感知觉与社会参与得分:7	1.5%	1.5	
	C.2　初步等级得分:52	1.5%	1.5	
评分细则	C.3　老年人能力初步等级:2	1.5%	1.5	
	C.4　能力等级变更依据:0	1.5%	1.5	
	C.5　老年人能力最终等级:2	1.5%	1.5	
	评估人签名:	1.5%	1.5	
	年月日:	1.5%	1.5	
违规扣分	每次扣 5 分,直至扣完为止。	违规扣分		
否定项原项		本项总计得分		

试题 5　被评估老年人家庭环境信息采集的原则有哪些?方法和内容有哪些?

1. 考核要求

(1)职业功能:环境评估。

(2)工作内容:5.1 家庭环境评估。

(3)技能要求。

试题五

5.1.1 能采集老年人家庭成员基本情况信息。

5.1.2 能分析老年人家庭类型和结构。

5.1.3 能分析老年人家庭成员之间关系状况。

（4）本题配分：10 分（100 分×鉴定比重 10%）。

（5）考核形式：笔试。

（6）考核时间：10 分钟。

（7）考核要求：在规定时间内完成笔试答题。

2. 考试样题

技能考核须知　本题分值：10 分　考核时间：10 分钟　考核形式：笔试

考核内容及要求。

考核案例：2 位评估员，按照约定在社区工作人员配合下，对马爷爷的居住环境给予评估。马爷爷 70 岁，丧偶，退休后与女儿一家居住在一起，患有高血压 20 余年，2 位评估员与马爷爷及其家属沟通后，对马爷爷家庭居住环境基本信息进行采集。

考核内容：根据马爷爷家庭环境，鉴别与核实被评估人及其家属信息的原则有哪些？方法和内容有哪些？根据情况写出本项的内容。

答案：

1. 被评估老年人家庭环境信息采集的原则有四个方面。

（1）计划性原则。做好信息采集提纲，约定好时间准时到达，避开老年人休息或其他不方便的时间；注意重点信息的采集，避免时间过长导致老年人不能配合，必要时请社区工作者参与。

（2）规范性原则。自我介绍，出示有效证件，告知采访目的，取得老年人、家属以及社区工作者的配合。避免涉及隐私问题，注意老年人的心理和身体变化。

（3）完整性原则。采集反映事物全貌的信息，要善于抓住中心问题，获取重要信息。注重细节，仔细观察，保证信息准确无误。

（4）可靠性原则。要求采集的信息必须是真实对象或环境所产生的，确保信息来源可靠，能够反映真实的状况。

2. 被评估老年人家庭环境信息采集的方法和内容有四个方面。

（1）交谈法。通过与老年人及其家属的交谈和有效证件的信息，采集老年人及其家属的基本信息，包括姓名、性别，年龄、关系、工作单位以及其他基础信息，评估家庭的基本情况，确定老年人在家中的角色作用以及家庭成员对老年人的认知程度。

(2)观察法。观察老年人及其家属居住环境和家庭氛围及所在社区环境等。

(3)量表评定法。采用量表评估的方法对老年人的居家环境危险因素、家庭支持、家庭功能给予评定。

(4)现场核实法。结合与老年人及其家属交谈社区周边的配套设施情况,对周边环境现场进行核实。

考核要求:(1)严格执行操作规程;(2)正确完成该题的笔答。

工具及其他准备:考场提供。

否定项说明:若考生发生下列情况之一,应及时终止考试,考生该试题成绩记0分。

(1)在操作过程中作弊;(2)违反操作规程;(3)损坏设备、工具及仪表;(4)破坏考场秩序并不听从劝阻。

3. 评分记录表

试题名称	被评估老年人家庭环境信息采集的原则有哪些?方法和内容有哪些?	权重(10%)	配分(10)	得分
评分细则	计划性原则:做好信息采集提纲,约定好时间准时到达,避开老年人休息或其他不方便的时间;注意重点信息的采集,避免时间过长导致老年人不能配合,必要时请社区工作者参与。	1.5%	1.5	
评分细则	规范性原则:自我介绍,出示有效证件,告知采访目的,取得老年人、家属以及社区工作者的配合。避免涉及隐私问题,注意老年人的心理和身体变化。	1.5%	1.5	
	完整性原则:采集反映事物全貌的信息,要善于抓住中心问题,获取重要信息。注重细节、仔细观察,保证信息准确无误。	1.5%	1.5	
	可靠性原则:要求采集的信息必须是真实对象或环境所产生的,确保信息来源可靠,能够反映真实的状况。	1.5%	1.5	

续表

评分细则	交谈法:通过与老年人及其家属的交谈和有效证件的信息,采集老年人及其家属的基本信息,包括姓名、性别,年龄、关系、工作单位以及其他基础信息,评估家庭的基本情况,确定老年人在家中的角色作用以及家庭成员对老年人的认知程度。	1%	1	
	观察法:观察老年人及其家属居住环境和家庭氛围及所在社区环境等。	1%	1	
	量表评定法:采用量表评估的方法对老年人的居家环境危险因素、家庭支持、家庭功能给予评定。	1%	1	
	现场核实法:结合与老年人及其家属交谈社区周边的配套设施情况,对周边环境现场进行核实。	1%	1	
违规扣分	每次扣 5 分,直至扣完为止	违规扣分		
否定项原因		本项总计得分		

试题 6　评估失能、失智老年人基本生活服务需求

1. 考核要求

(1)职业功能:需求评估。

(2)工作内容:6.1 照护服务需求。

(3)技能要求:6.1.1 能评估失能、失智老年人基本生活服务需求。

试题六

(4)本题配分:10 分(100 分 × 鉴定比重 10%)。

(5)考核形式:笔试。

(6)考核时间:10 分钟。

(7)考核要求:在规定时间内完成笔试答题。

2. 考试样题

技能考核须知　本题分值:10 分　考核时间:10 分钟　考核形式:笔试

考核内容及要求。

考核案例:评估员 2 位,按照约定到蓝爷爷的家中为其做老年人能力评估,2 位评估员与老年人及家属沟通,确认可正常进行评估,评估员核对老年人基本信息。

考核内容:评估失能、失智老年人基本生活服务需求。

答案:

1. 失能老年人安全需要及护理。

对轻度失能老年人,重点是延缓失能。

对中度失能老年人,重点是开展康复训练。

对重度失能老年人,重点是发展医院、护理院、养老院等机构照料,提供标准化照料服务。

对弥留老年人,重点是提供安宁疗护服务。

2. 失智老年人安全需要及护理。

(1)穿着护理。

失智老年人往往不能根据气候主动加减衣服,家属应随时根据天气变化为其更换衣物,以免着凉或中暑,衣服要宽松,鞋子选用舒适的材质。

(2)居住环境。

居室要宽敞,设施简单,光线充足,室内无障碍,室内最好铺地毯,床边设置护栏,妥善保管危险性物品,病人的生活环境要固定,减少室内物品的变动。

(3)出行护理。

失智老年人多伴有锥体外系疾病,共济失调。病人站立、行走都会发生困难,容易跌伤,上下楼梯一定要有人搀扶,外出一定要有人陪同,以免迷路。并在老年人的衣服醒目处标上姓名、住址、联系电话,以防走失。

(4)饮食方面。

要注意营养搭配合理。多吃清淡的食物,要多吃含维生素、矿物质的食物,避免吃太烫的食物。老年人每天分 6 到 8 次进食,家中可以常备水果或能量低的食物,以便老年人食用。不要让老年人用尖锐的刀叉进食。

(5)卫生护理。

维持良好的个人习惯,可减少感染的机会,个人卫生包括皮肤、头发、指甲、口腔等的卫生,洗脸时要从老年人的后面或旁边进行,如老年人不肯刷牙或不会,可用棉棒沾盐水擦洗口腔,以达到清洁效果。

(6)睡眠护理。

失智老年人往往有睡眠障碍,要为其创造入睡条件,周围环境要安静,入睡前用温水洗脚,不要让老年人饮酒、吸烟等,影响睡眠质量。

(7)服药护理。

失智老年人服药时要有人在旁,帮助老年人全部服下,以免遗忘,伴有抑郁症、幻觉或自杀倾向的失智老年人,看护者一定要管理好药品,放到老年人拿不到的地方。应按照老年人进餐的时间配合服药,减少抗拒感。

考核要求:(1)严格执行操作规程;(2)正确完成该题的笔答。

工具及其他准备:考场提供。

否定项说明:若考生发生下列情况之一,应及时终止考试,考生该试题成绩记0分。

(1)在操作过程中作弊;(2)违反操作规程;(3)损坏设备、工具及仪表;(4)破坏考场秩序并不听从劝阻。

3. 评分记录表

试题名称	评估失能、失智老年人基本生活服务需求	权重(10%)	配分(10)	得分
评分细则	对轻度失能老年人,重点是延缓失能; 对中度失能老年人,重点是开展康复训练; 对重度失能老年人,重点是发展医院、护理院、养老院等机构照料,提供标准化照料服务; 对弥留老年人,重点是提供安宁疗护服务。	0.5%	0.5	
	1. 穿着护理 失智老年人往往不能根据气候主动加减衣服,家属应随时根据天气变化为其更换衣物,以免着凉或中暑,衣服要宽松,鞋子选用舒适的材质。	1%	1	
	2. 居住环境 居室要宽敞,设施简单,光线充足,室内无障碍,室内最好铺地毯,床边设置护栏,妥善保管危险性物品,病人的生活环境要固定,减少室内物品的变动。	1%	1	
	3. 出行护理 失智老年人多伴有锥体外系疾病,共济失调。病人站立、行走都会发生困难,容易跌伤,上下楼梯一定要有人搀扶,外出一定要有人陪同,以免迷路。并在老年人的衣服醒目处标上姓名、住址、联系电话,以防走失。	1%	1	

续表

<table>
<tr><td rowspan="4">评分细则</td><td>4. 饮食方面
要注意营养搭配合理。多吃清淡的食物,要多吃含维生素、矿物质的食物,避免吃太烫的食物。老年人每天分 6 到 8 次进食,家中可以常备水果或能量低的食物,以便老年人食用。不要让老年人用尖锐的刀叉进食。</td><td>3%</td><td>3</td><td></td></tr>
<tr><td>5. 卫生护理
维持良好的个人习惯,可减少感染的机会,个人卫生包括皮肤、头发、指甲、口腔等的卫生,洗脸时要从老年人的后面或旁边进行,如老年人不肯刷牙或不会,可用棉棒沾盐水擦洗口腔,以达到清洁效果。</td><td>1%</td><td>1</td><td></td></tr>
<tr><td>6. 睡眠护理
失智老年人往往有睡眠障碍,要为其创造入睡条件,周围环境要安静,入睡前用温水洗脚,不要让老年人饮酒、吸烟等,影响睡眠质量。</td><td>1%</td><td>1</td><td></td></tr>
<tr><td>7. 服药护理
失智老年人服药时要有人在旁,帮助老年人全部服下,以免遗忘,伴有抑郁症、幻觉或自杀倾向的失智老年人,看护者一定要管理好药品,放到老年人拿不到的地方。应按照老年人进餐的时间配合服药,减少抗拒感。</td><td>1.5%</td><td>1.5</td><td></td></tr>
<tr><td>违规扣分</td><td>每次扣 5 分,直至扣完为止。</td><td>违规扣分</td><td colspan="2"></td></tr>
<tr><td>否定项原因</td><td></td><td>本项总计得分</td><td colspan="2"></td></tr>
</table>

试题 7　根据刘爷爷目前情况,请回答刘爷爷营养膳食的原则。

1. 考核要求

(1)职业功能:健康教育。

(2)工作内容:7.1 社会参与服务需求

(3)技能要求:7.1.1 能利用家庭、社区、社会资源对公众普及老年人能力维护与改善方面的健康教育。

试题七

(4)本题配分:10 分(100 分 × 鉴定比重 10%)。

(5)考核形式:视频+笔试。

(6)考核时间:10 分钟。

（6）考核时间：10 分钟。

（7）考核要求：在规定时间内完成笔试答题。

2. 考试样题

技能考核须知 本题分值：10 分 考核时间：10 分钟 考核形式：笔试

考核内容及要求。

考核案例：2 位评估员，按照约定到刘爷爷的家中为其做老年人能力评估，2 位评估员与老年人及其家属沟通，确认可正常进行评估，评估员核对老年人基本信息。

考核内容：根据刘爷爷目前情况，回答刘爷爷营养膳食的原则，并写出本项的内容。

答案：

（1）少食多餐，指导刘爷爷每顿饭少吃一些，每天多吃几顿，如将每天的进食分至 4~5 餐进行，既可减轻胃肠负担，又能提高身体的新陈代谢。

（2）控制糖、盐、脂肪的摄入，刘爷爷每日食盐摄入量应为 5~6 克，食用油摄入量应为 25~30 克，糖摄入量应不超过 25 克，少吃或不吃荤油、肥肉、甜点、动物内脏及胆固醇较高的其他食物。

（3）粗细搭配，荤素搭配，烹制宜松软且易于消化、吸收的食物。刘爷爷的饮食应选择适宜的粗粮和细粮，荤食选用鱼虾、瘦肉、禽类等，素食选用蔬菜、水果、豆制品等，同时应选用柔软的米面制品，如面包、馒头、面条等。有助于胃肠消化，吸收充足的营养，获取多种维生素和微量元素。避免腌制、油炸食品。

（4）营造舒适的就餐环境，进食时不要谈论不愉快和伤心的事情，充分享受进食的乐趣。

考核要求：（1）严格执行操作规程；（2）正确完成该题的笔答

工具及其他准备：考场提供。

否定项说明：若考生发生下列情况之一，应及时终止考试，考生该试题成绩记 0 分。

（1）在操作过程中作弊；（2）违反操作规程；（3）损坏设备、工具及仪表；（4）破坏考场秩序并不听从劝阻。

3. 评分记录表

<table>
<tr><td>试题名称</td><td>根据刘爷爷目前情况，请回答刘爷爷营养膳食的原则。</td><td>权重（10%）</td><td>配分（10）</td><td>得分</td></tr>
<tr><td rowspan="4">评分细则</td><td>少食多餐，指导刘爷爷每顿饭少吃一些，每天多吃几顿，如将每天的进食分至 4~5 餐进行，既可减轻胃肠负担，又能提高身体的新陈代谢</td><td>2%</td><td>2</td><td></td></tr>
<tr><td>控制糖、盐、脂肪的摄入，刘爷爷每日食盐摄入量应为 5~6 克，食用油摄入量应为 25~30 克，糖摄入量应不超过 25 克，少吃或不吃荤油、肥肉、甜点、动物内脏及胆固醇较高的其他食物</td><td>3%</td><td>3</td><td></td></tr>
<tr><td>粗细搭配，荤素搭配，烹制宜松软且易于消化、吸收的食物。刘爷爷的饮食应选择适宜的粗粮和细粮，荤食选用鱼虾、瘦肉、禽类等，素食选用蔬菜、水果、豆制品等，同时应选用柔软的米面制品，如面包、馒头、面条等。有助于胃肠消化，吸收充足的营养，获取多种维生素和微量元素。避免腌制、油炸食品</td><td>4%</td><td>4</td><td></td></tr>
<tr><td>营造舒适的就餐环境，进食时不要谈论不愉快和伤心的事情，充分享受进食的乐趣</td><td>1%</td><td>1</td><td></td></tr>
<tr><td>违规扣分</td><td>每次扣 5 分，直至扣完为止。</td><td colspan="2">违规扣分</td><td></td></tr>
<tr><td>否定项原因</td><td></td><td colspan="2">本项总计得分</td><td></td></tr>
</table>

第五章

老年人能力评估师职业技能等级认定备考事项

第一节 老年人能力评估师职业技能等级认定考试准备及考场安排

一、考生准备及注意事项

1. 考生考前心理准备

（1）要保持积极的心态。相信自己经过充分的准备，具备应对考试的能力。积极的自我暗示能增强自信心，如告诉自己“我已经做好了充分的准备，一定能够发挥出最佳水平”。

（2）克服焦虑情绪。认识到一定程度的紧张是正常的，但过度焦虑会影响发挥。可以通过深呼吸、放松肌肉等方式来缓解焦虑。

（3）要有平和的心态面对可能出现的困难和意外情况。考试中难免会遇到难题或者突发状况，不要因此而惊慌失措，保持冷静，按照自己的节奏和思路去应对。

（4）做好接受不同结果的心理准备。无论考试结果如何，都要以平和的心态看待，将其视为一次学习和成长的机会。

（5）保持规律的生活作息和良好的精神状态。在考前保证充足的睡眠，合理饮食，适当运动，让自己在考试时能够精力充沛。

总之，良好的考前心理准备有助于考生在考试中稳定发挥，取得理想的成绩。

2. 考生考前心理调节的具体方法

（1）冥想放松。找一个安静、舒适的地方坐下或躺下，闭上眼睛，专注于自己的呼吸，慢慢地吸气、呼气，排除杂念，让身心得到深度的放松，每次 10~15 分钟。

（2）运动减压。进行适量的有氧运动，如散步、慢跑、瑜伽等，促进身体分泌内啡肽，这有助于改善情绪，减轻压力。

（3）合理倾诉。与亲朋好友交流，分享自己的感受和担忧，从他们那里获得支持和鼓励。

(4)积极的自我暗示。每天对着镜子给自己加油打气,例如“我一定可以的”“我准备得很充分”等,强化自信心。

(5)听音乐。听一些轻柔、舒缓的音乐,帮助平复紧张的心情。

(6)调整认知。改变对考试的过度担忧和恐惧,认识到考试只是检验学习成果的一种方式,不是人生的全部。

(7)模拟考试场景。提前熟悉考试环境和流程,进行模拟考试,增加熟悉感,减少不确定性带来的紧张。

(8)注意力转移。暂时放下考试相关的事情,做一些自己喜欢的活动,如阅读、绘画、看电影等,分散注意力,缓解压力。

(9)睡眠充足。保证每天有足够的睡眠时间,让大脑和身体得到充分的休息,以良好的精神状态迎接考试。

(10)饮食调节:避免食用刺激性食物,多吃一些富含维生素和矿物质的食物,如新鲜水果、蔬菜等,保持身体的良好状态,有助于心理的稳定。

考生准备及须知

3. 考前心理调节的相关书籍

(1)《考试心理学》,作者是伯恩斯坦博士,他将自己 50 年的教学经验和 30 年的临床心理学经验相结合,创造了一个提高考试成绩的模型,提供了提升考场表现的九大工具,帮助考生以最佳状态应对考试。

(2)《战胜考试焦虑》,作者伯恩斯坦详细分析了考试焦虑的原因,并给出了相应的解决方法,帮助考生在考试中保持冷静、自信和专注。

(3)《从容面对六月天——AMH 考前心理训练》,这本书强调心理辅导所提倡的体验、参与、互动手段,通过故事、游戏、对话、讨论、自述自评等形式帮助考生学会自我激励,掌握有效的学习方法和战略,以应对压力和挫折的挑战。

4. 考试内容的准备

(1)老年人相关的医学知识。包括常见疾病、生理机能变化、老年综合特征等。需要熟悉老年人常见疾病的症状、诊断标准和治疗方法,了解老年人身体机能衰退的特点和规律。

(2)心理学知识。掌握老年人的心理特点、心理需求、常见心理问题及应对方法。能够评估老年人的认知能力、情绪状态和精神健康。

（3）社会学知识。了解老年人的社会角色转变、社会支持网络、养老模式等。明白社会环境对老年人生活和能力的影响。

（4）评估方法和工具。熟练掌握各种老年人能力评估的方法和工具，如日常生活活动能力评估、认知功能评估、精神状态评估等。清楚每种评估工具的使用条件、操作流程和结果解读。

（5）法律法规和政策。熟悉与老年人权益保障、养老服务相关的法律法规和政策，确保评估工作的合法性和规范性。

（6）沟通技巧。具备良好的与老年人及其家属沟通的能力，能够有效地获取信息，建立信任关系。

（7）案例分析。通过分析实际的老年人能力评估案例，提高解决问题的能力和综合应用知识的水平。

在准备过程中，可以参考相关的教材、培训资料，参加专业的培训课程，多做练习题和模拟考试题，积累实际操作经验。

5. 克服考前焦虑情绪的方法

（1）正视焦虑。认识到考前焦虑是一种正常的情绪反应，很多人都会有，不必过分责备自己。

（2）制订合理的学习计划。有条理地安排复习进度，避免临时抱佛脚带来的压力。按照计划逐步完成任务，会增加自信心和掌控感。

（3）适度运动。如散步、慢跑、瑜伽等，运动可以促进身体分泌内啡肽，缓解紧张情绪，提高睡眠质量。

（4）呼吸练习。采用深呼吸的方法，慢慢地吸气，然后缓缓地呼气，专注于呼吸的节奏，帮助放松身心。

（5）积极的自我暗示。用积极的语言鼓励自己，比如“我已经准备得很充分，一定能发挥好”。

（6）合理休息。保证充足的睡眠，让大脑得到充分的休息，避免疲劳导致的焦虑加剧。

（7）劳逸结合。在学习之余，安排一些自己喜欢的娱乐活动，如看电影、听音乐等，缓解压力。

（8）交流倾诉。和同学、老师或家人分享自己的感受和担忧，获得他们的理解和支持。

(9)调整期望。设定合理的考试目标,避免过高的期望给自己带来过大的压力。

(10)模拟考试。按照考试的时间和要求进行模拟练习,提前适应考试环境和节奏,减少不确定性带来的焦虑。

6. 考前考生注意事项

(1)避免过度紧张。过度紧张可能导致思维混乱、记忆力减退,影响正常水平的发挥。要认识到适度的紧张是正常的,但需学会控制和缓解。

(2)克服恐惧心理。不要过分担忧考试结果,将注意力集中在复习和应考的过程中,相信自己的能力和准备。

(3)保持平和心态。不要因与他人比较而产生心理压力,每个人的学习进度和掌握程度不同,要专注于自身的提升。

(4)防止浮躁情绪。在临近考试时,可能会出现急于求成或不耐烦的心理,要保持沉稳,按计划完成复习。

(5)避免自我怀疑。如果在复习中遇到困难或发现自己的不足,不要陷入自我否定,及时调整学习方法,补充知识漏洞。

(6)摒弃侥幸心理。要全面、认真地复习,不能寄希望于押题或猜测考题,扎实的知识储备才是取得好成绩的关键。

(7)消除焦虑情绪。若感到焦虑,可通过适当运动、听音乐等方式放松身心,让自己在考前保持良好的心理状态。

总之,考前保持积极、稳定、自信的心态,有助于考生在考试中发挥出应有的水平。

二、理论考试考场准备

(1)考场布置:确保考场环境整洁、安静、通风良好。座位安排应保持适当的间距,以防止考生之间相互干扰。

(2)考试设备:检查桌椅的稳固性和舒适度。准备足够的书写工具,如铅笔、橡皮、签字笔等,并确保其质量良好。

(3)监考人员:安排责任心强、熟悉考试规则和流程的监考人员,并提前对他们进行培训，明确职责和工作流程。

（4）考试时间提示：在考场内设置清晰可见的时钟，以便考生掌握时间。也可准备必要的提醒设备，如铃声等，确保考试时间的准确把控。

（5）应急准备：制定应急预案，以应对可能出现的突发情况，如停电、设备故障等，并准备相应的备用设备和应急照明工具。

（6）考试规则展示：在考场显眼位置张贴考试规则、违规处理办法等相关信息，提醒考生遵守纪律。

（7）试卷保管：设置专门的试卷存放处，保证试卷的安全和保密，严格按照规定进行试卷的发放和回收。

（8）后勤保障：确保考场周边的卫生设施正常可用，为考生提供必要的饮水等服务。

理论考试考场准备

做好以上考场准备工作，有助于为考生创造一个公平、公正、舒适的考试环境，保障考试的顺利进行。

三、理论考试考场可能出现的突发情况及应急处理措施

1. 电力故障

情况：考场突然停电。

措施：立即启用备用电源（如发电机）或应急照明设备（如手电筒），确保考场有基本的照明。同时，安抚考生情绪，告知预计恢复电力时间并暂停考试计时。若停电时间较长，在条件允许的情况下，可协商调整考试时间或更换考场。

2. 设备故障

情况：电脑、投影仪等考试相关设备出现故障。

措施：立即安排技术人员进行抢修。若短时间内无法修复，为考生更换备用设备或调整考试方式，如从机考改为纸质试卷考试。

3. 试卷问题

情况：试卷印刷不清、缺页或内容错误。

措施：立即为考生更换新的试卷，并相应延长考试时间。同时，对出现问题的试卷进行回收和封存，以备后续调查。

4. 考生身体不适

情况:考生在考场内突发疾病。

措施:监考人员应立即联系考场内的医疗人员进行紧急救治。若病情严重,及时拨打 120 急救电话并通知考生家属。同时,记录考生的考试进度,以便后续处理。

5. 火灾等安全事故

情况:考场发生火灾或其他安全事故。

措施:立即启动紧急疏散预案,组织考生和监考人员按照预定的疏散路线迅速撤离考场。在确保人员安全的前提下,组织灭火和抢救重要物资。考试应根据情况另行安排。

6. 考试纪律问题

情况:发现考生作弊或违反考试纪律。

措施:监考人员应立即制止,并按照考试规定进行处理,如收缴作弊工具、记录违规行为等。同时,向其他考生强调考试纪律,确保考试的公平公正。

7. 网络故障

情况:用于考试或监考的网络中断。

措施:若网络故障不影响考试进行,继续考试并尽快修复网络;若影响较大,根据情况暂停考试,待网络恢复后继续,或调整考试方式。

8. 自然灾害

情况:如发生地震、暴雨等自然灾害。

措施:立即按照相关的应急预案组织人员疏散到安全地带,确保人员生命安全。考试根据灾害情况和后续恢复情况另行安排。

总之,对于考场的突发情况,应提前制定详细的应急预案,加强相关人员的培训和演练,以确保能够迅速、有效地进行处理,保障考试的顺利进行和考生的安全。

四、理论考试考场须知

(1)考生需在考试开始前规定时间内到达考场,凭有效身份证件入场,按指定座位就座。

(2)严禁携带任何与考试无关的物品,包括但不限于通信工具、电子设备、书籍、纸张等。

(3)考试开始前,考生应仔细检查试卷是否完整、清晰,如有问题及时向监考人员提出。

(4)考生应在规定时间内独立完成做答,不得抄袭、偷看他人答案,不得交头接耳、传递纸条等。

(5)严格遵守考试时间,不得提前交卷或延迟交卷。

(6)答题时,必须使用规定的书写工具,字迹清晰、工整。

(7)如有特殊情况需要离开考场,必须经过监考人员同意,并在监考人员陪同下进行。

(8)保持考场安静、整洁,不得在考场内大声喧哗、吸烟、乱扔垃圾。

(9)尊重监考人员,服从监考人员的管理和安排。

(10)违反考试纪律者,将按照相关规定进行处理,情节严重的取消考试资格。

(11)考试结束铃声响起后,考生应立即停止答题,将试卷和答题卡放在桌面上,等待监考人员收卷。

(12)未经允许,考生不得擅自将试卷、答题卡带出考场。

五、技能考核考场准备

1. 场地布置

选择宽敞、明亮、通风良好且安静的场地作为考场。合理安排评估区域,确保每个考生有足够的空间进行操作。设置清晰的标识和指示牌,引导考生进入考场和不同的考核区域。

2. 评估工具和设备

备齐所需的评估工具,如日常生活活动能力评估量表、认知功能评估工具、精神状态评估工具等。确保相关设备(如测量身高体重的仪器、血压计等)正常运行且经过校准。准备足够的记录表格、纸张和笔。

3. 模拟场景布置

根据考核要求,设置老年人生活模拟场景,如卧室、客厅、卫生间等,以考核考生在实际场景中的评估能力。

4. 人员安排

配备专业的监考人员,明确其职责和分工。安排一定数量的辅助人员,负责设备维护、考生引导等工作。

5. 后勤保障

确保考场内有充足的饮用水供应。准备急救药品和设备,以防意外情况发生。

6. 技术支持

保障考场内的电力供应稳定,配备应急电源。如有需要,提供电脑、打印机等设备,并确保其正常运行。

7. 安全保障

检查考场的安全性,排除潜在的危险因素,如地面防滑、通道畅通等。

8. 考生信息管理

准备考生签到表、考号标签等,便于考生身份确认和管理。

9. 保密措施

对考核相关的资料和信息采取严格的保密措施,防止泄露。

10. 考前检查

在考试前一天或当天提前对考场进行全面检查,确保一切准备就绪。未经允许,考生不得擅自将试卷、答题卡带出考场。

技能考核
考场准备

六、技能考核内容

1. 日常生活活动能力评估

评估老年人的进食、穿衣、洗澡、如厕、移动等基本生活自理能力。观察和记录老年人完成这些活动的情况,判断其自理程度。

2. 认知功能评估

测试老年人的定向力、注意力、记忆力、计算力、语言能力等认知方面的表现。运用相关评估工具和方法，如简易智力状态检查量表（MMSE）等。

3. 精神状态评估

观察老年人的情绪、情感、行为等精神方面的状态。评估其有无抑郁、焦虑、幻觉、妄想等精神症状。

4. 感知觉与沟通能力评估

检查老年人的视力、听力、言语表达和理解能力。评估其与外界沟通交流的能力和效果。

5. 社会参与能力评估

了解老年人参与社会活动的情况，如工作、社交、娱乐等。评估其在社会中的适应能力和融入程度。

6. 综合评估报告撰写

根据各项评估结果，综合分析老年人能力水平。准确撰写评估报告，提出合理的建议和措施。

7. 沟通与观察技巧

考核与老年人及其家属沟通的能力，包括倾听、表达、解释等技巧。观察老年人的非语言信息，如表情、动作等，以获取更全面的评估信息。

8. 伦理与法律知识应用

在评估过程中，遵循伦理原则和相关法律法规，保护老年人的隐私和权益。

9. 评估工具的选择与使用

熟练掌握并正确选择适合不同老年人的评估工具，确保评估工具的使用方法准确无误。

10. 问题解决与应变能力

面对评估过程中的突发情况或特殊问题，能够及时、有效地进行处理和解决。

七、技能考核考场须知

（1）考生务必在规定时间到达考场，迟到超过一定时间将被取消考试资格。

（2）考生需携带有效身份证件参加考试，以备监考人员查验。

(3)进入考场后,考生应按照考号就座,不得随意更换座位。

(4)考试过程中,考生应保持考场安静,不得大声喧哗或交头接耳。

(5)严格遵守考试纪律,不得抄袭、作弊或协助他人作弊。

(6)考生应爱护考场内的评估工具和设备,如有损坏需照价赔偿。

(7)按照考核要求进行操作,不得随意更改评估流程和方法。

(8)认真填写评估记录,确保信息准确、完整、清晰。

(9)考试期间,如有问题应举手向监考人员示意,不得擅自离开座位。

(10)考核结束后,考生应停止操作,将评估工具整理归位,等待监考人员收卷和检查。

(11)未经监考人员允许,不得将考场内的任何物品带出考场。

(12)违反考场须知的考生将根据情节轻重受到相应的处理,包括取消考试成绩等。

八、技能考核注意事项

(1)熟悉评估标准和流程。在考核前,要对老年人能力评估的各项标准、流程和方法有深入理解和熟练掌握,确保操作准确无误。

(2)注重沟通技巧。与被评估的老年人及其家属进行有效沟通,语气亲切、耐心,尊重他们的感受和意见,获取准确的信息。

(3)细致观察。留意老年人的表情、动作、语言等细节,捕捉可能影响评估结果的关键信息。

(4)客观公正。秉持客观公正的态度进行评估,不受个人情感和偏见的影响。

(5)保护隐私。在评估过程中,严格保护老年人的隐私,不泄露其个人信息和评估结果。

(6)注意安全。确保评估环境的安全,避免因评估操作给老年人带来身体上的伤害。

(7)时间管理。合理安排评估时间,确保每个环节都能充分进行,但又不超时。

（8）记录准确。认真、详细、准确地记录评估过程和结果，字迹清晰，便于后续查阅和分析。

（9）应对突发状况。如老年人出现情绪不稳定或身体不适等突发情况，要冷静、妥善处理。

（10）着装规范。穿着整洁、得体，展现专业形象。

（11）自我调节。保持良好的心态，遇到困难或压力时能自我调节，不影响评估工作的进行。

第二节　老年人能力评估师职业技能等级认定考试考生注意事项及考场准备

一、考生注意事项

1. 考生的考前准备

1）知识储备

（1）系统复习相关教材和资料，确保对老年人身体状况、心理特点、社会功能等方面的评估知识有全面且深入的理解。

（2）整理重点知识点，制作笔记或思维导图，便于回顾和记忆。

2）实践经验

（1）参与实际的评估案例，积累实践经验，熟悉评估流程和方法。

（2）总结实践中的问题和解决方法，提高应对实际情况的能力。

3）模拟考试

（1）进行多次模拟考试，熟悉考试形式、题型和时间限制。

（2）分析模拟考试的结果，找出薄弱环节，有针对性地进行强化复习。

4）心理调适

（1）保持良好的作息，保证充足的睡眠，以良好的精神状态迎接考试。

（2）采用放松技巧，如冥想、深呼吸等，缓解考前紧张情绪。

5)考试工具

(1)提前准备好考试所需的证件,如身份证、准考证等。

(2)准备好符合考试规定的文具,如黑色中性笔、2B 铅笔、橡皮等。

6)了解考试规则

(1)仔细阅读考试规则和注意事项,避免因违反规则而影响考试成绩。

(2)清楚考试的时间、地点和考场要求。

7)饮食健康

(1)考前保持均衡的饮食,避免食用过于油腻、刺激性的食物。

(2)适当补充营养,为大脑提供足够的能量。

做好以上准备,能帮助考生在老年人能力评估师考试中发挥出更好的水平。

2. 考生的理论考试过程

(1)考前准备:考生需携带有效身份证件和准考证,按照规定时间到达指定考场。在进入考场前,可能需要接受身份核验和安检。

(2)入场:监考人员会引导考生有序进入考场,找到自己的座位。考生入座后,需再次核对个人信息,并等待考试开始的指令。

(3)试卷发放:考试开始时,监考人员会统一发放试卷和答题卡。考生需检查试卷的完整性和清晰度,如有问题及时向监考人员反映。

(4)答题:考生按照试卷要求进行答题。考试形式可能包括选择题、判断题、简答题、案例分析题等,以考查考生对老年人能力评估相关知识和技能的掌握程度。

(5)时间管理:考试通常有规定的时间限制,考生需合理安排答题时间,确保能够完成所有题目。

(6)遵守考场纪律:考试过程中,考生应严格遵守考场纪律,不得抄袭、作弊、交头接耳或使用未经允许的工具。

(7)交卷:考试结束铃声响起后,考生应立即停止答题,将试卷和答题卡整理好,按照监考人员的指示依次交卷。

(8)离场:交卷完成后,考生有序离开考场,不得在考场附近逗留或交流考试内容。

需要注意的是,具体的考试过程可能会因地区、考试组织机构以及考试形式的不同而有所差异。考生在参加考试前,应仔细阅读考试通知和相关规定,以充分了解考试的具体流程和要求。

3. 考生的实践考核过程

(1)案例分配:考生会被分配到具体的老年人评估案例,可能是在养老机构、社区服务中心或医疗机构中的老年人。

(2)评估准备:考生需要熟悉被评估老年人的基本信息,准备好所需的评估工具和表格,如评估量表、记录册等。

(3)与老年人及家属沟通:在开始评估前,考生要与老年人及其家属进行充分的沟通,说明评估的目的、流程和方法,获取他们的理解和配合。

(4)实施评估:考生按照相关的评估标准和流程,对老年人的日常生活活动能力、精神状态、感知觉与沟通能力、社会参与能力等方面进行详细的评估。这可能包括观察老年人的行为表现、询问相关问题、进行身体检查等。

(5)记录评估结果:在评估过程中,考生要及时、准确地记录评估结果,包括老年人的各项能力表现、存在的问题和特殊情况等。

(6)分析与判断:根据评估结果,考生进行综合分析和判断,确定老年人的能力等级,并提出相应的照护建议和服务方案。

(7)撰写评估报告:考生需要将评估过程、结果、分析和建议等内容整理撰写成详细的评估报告。

(8)接受评审:完成评估报告后,考生的实践考核成果会提交给评审专家进行评审。评审专家可能会对评估过程、方法、结果和报告内容进行提问和审查。

(9)反馈与改进:根据评审专家的反馈意见,考生了解自己在实践考核中的优点和不足之处,以便在今后的工作中不断改进和提高。

需要注意的是,具体的实践考核过程可能会因地区、考核机构和考核标准的不同而有所差异。

4. 考生的考试结束

(1)停止答题:考试结束铃声响起,考生必须立即停止作答,即使还有未完成的题目。

(2)整理试卷和文具:将试卷、答题卡和使用的文具按照监考老师的要求进行整理,确保桌面整洁。

(3)交卷:按照监考老师的指示,有序地将试卷和答题卡交给监考人员,注意不要遗漏。

(4)离开考场:交卷完成后,迅速离开考场,不要在考场内逗留、交谈或试图查看他人答卷。

(5)心理调整:考试结束后,尽量放松心情,不要过度纠结于考试中的表现,避免影响后续的生活和学习。

(6)等待成绩公布:关注考试组织方发布的成绩公布时间和方式,耐心等待考试结果。

(7)总结经验:无论考试结果如何,对整个备考和考试过程进行总结,分析自己的优势和不足之处,为今后的学习和工作积累经验。

(8)继续学习:如果对考试结果不太满意,或者希望进一步提升自己的专业能力,可以继续学习相关知识,为未来的发展做好准备。

5. 考生的准备材料

文具盒1套(含水笔1支、2B铅笔1支、橡皮1块、短尺1把),身份证原件和准考证。

二、考场准备

1. 技能考场准备

(1)场地选择:选择一个宽敞、安静、通风良好且光线充足的房间作为考场,以确保考生能够舒适地进行评估操作,并保证评估过程不受外界干扰。

(2)评估设备与工具:配备齐全的评估工具,如日常生活活动能力评估量表、精神状态评估量表、认知功能评估工具、测量器具(如体重秤、血压计、血糖仪等)、计时工具等,并确保这些工具经过校准和处于良好的工作状态。

(3)模拟老年人场景:设置老年人生活的模拟场景,如卧室、卫生间、厨房等,以便考生能够在真实的环境中进行评估。

(4)桌椅布置:合理安排桌椅,确保考生和被评估者(如果有)有足够空间进行交流和操作。

(5)资料准备:准备充足的考试相关资料,包括评估标准、操作指南、考生答题纸、评分表等。

(6)技术支持:确保考场内有稳定的电源供应以及可能需要的电子设备(如

电脑、投影仪等）能正常运行，并具备相应的技术支持人员以应对突发的技术问题。

（7）标识与指示：在考场内外设置清晰的标识和指示牌，包括考场入口、出口、卫生间位置、紧急疏散通道等。

（8）监考人员安排：安排足够数量的监考人员，明确他们的职责和分工，确保考试过程的公正和有序。

（9）卫生与安全：保持考场清洁卫生，配备必要的急救设备和用品，以应对可能的突发状况。

（10）预演与检查：在考试前进行预演和全面检查，确保所有准备工作就绪，无遗漏和错误。

2. 技能考场主要设备

（1）医疗检测设备。血压计，用于测量老年人的血压；血糖仪，检测血糖水平；体温计，测量体温；听诊器，听取心肺等身体内部的声音。

（2）评估量表和问卷：日常生活活动能力量表（ADL），如 Barthel 指数等；认知功能评估量表，如简易精神状态检查表（MMSE）；精神状态评估量表，如老年抑郁量表（GDS）。

（3）测量工具：体重秤，测量体重；身高测量仪，测量身高；软尺，用于测量肢体长度、围度等。

（4）计时工具：秒表，用于评估某些特定活动所需的时间。

（5）康复辅助器具：轮椅，评估老年人使用轮椅的能力；拐杖，考察行走辅助器具使用情况。

（6）模拟生活场景道具：餐具，包括碗筷、杯子等，评估用餐能力；衣物，如上衣、裤子，用于穿衣能力评估；洗漱用品，牙刷、牙膏、毛巾等，评估洗漱能力。

（7）通信设备：对讲机，方便考场内工作人员之间的沟通协调。

（8）摄像设备：用于记录评估过程，以便后续审查和分析。

（9）电脑及打印设备：用于录入和打印评估结果等相关资料。

（10）急救设备：急救箱，配备常用的急救药品和器械。

3. 模拟技能考场设备

台式计算机 1 台，内装 Windows 10 操作系统，内置网卡；内装相关辅助考试文件 1 套（评估量表和问卷）；相关视频文件，无线耳机一套。

4. 考场场地准备

至少可同时容纳30人以上的计算机机房,面积不少于100 m^2。通风良好,具有消防通道及逃生门。室内光线应满足操作时所需照度。室内应具备交流380 V/220 V供电电源,每个工位应配置多孔电源插座、网络配置接口(RJ45插座)。供电电源应具有良好的人体保护装置(接零保护)。

参考文献

[1] 唐金容，蒋玉芝，谭美花. 老年人能力评估实务[M]. 上海：复旦大学出版社，2024.

[2] 人力资源社会保障部教材办公室. 老年人能力评估师（基础知识）[M]. 北京：中国劳动社会保障出版社，2023.

[3] 人力资源社会保障部教材办公室. 老年人能力评估师（三级 二级 一级）[M]. 北京：中国劳动社会保障出版社，2023.

[4] 黄婷婷. 机构老年照护[M]. 天津：天津大学出版社，2023.

[5] 郭小建，刘宇竹. 社区老年照护[M]. 天津：天津大学出版社，2023.

[6] 刘晓红，陈彪. 老年医学（第 3 版）[M]. 北京：人民卫生出版社，2020.

[7] 许虹，李冬梅. 养老护理师资培训教程[M]. 北京：人民卫生出版社，2018.

[8] 郑洁娇. 老年康复学[M]. 北京：人民卫生出版社，2018.